Natürliche Gesichtspflege

Strahlendes Aussehen durch Massage, Gymnastik und Naturkosmetik

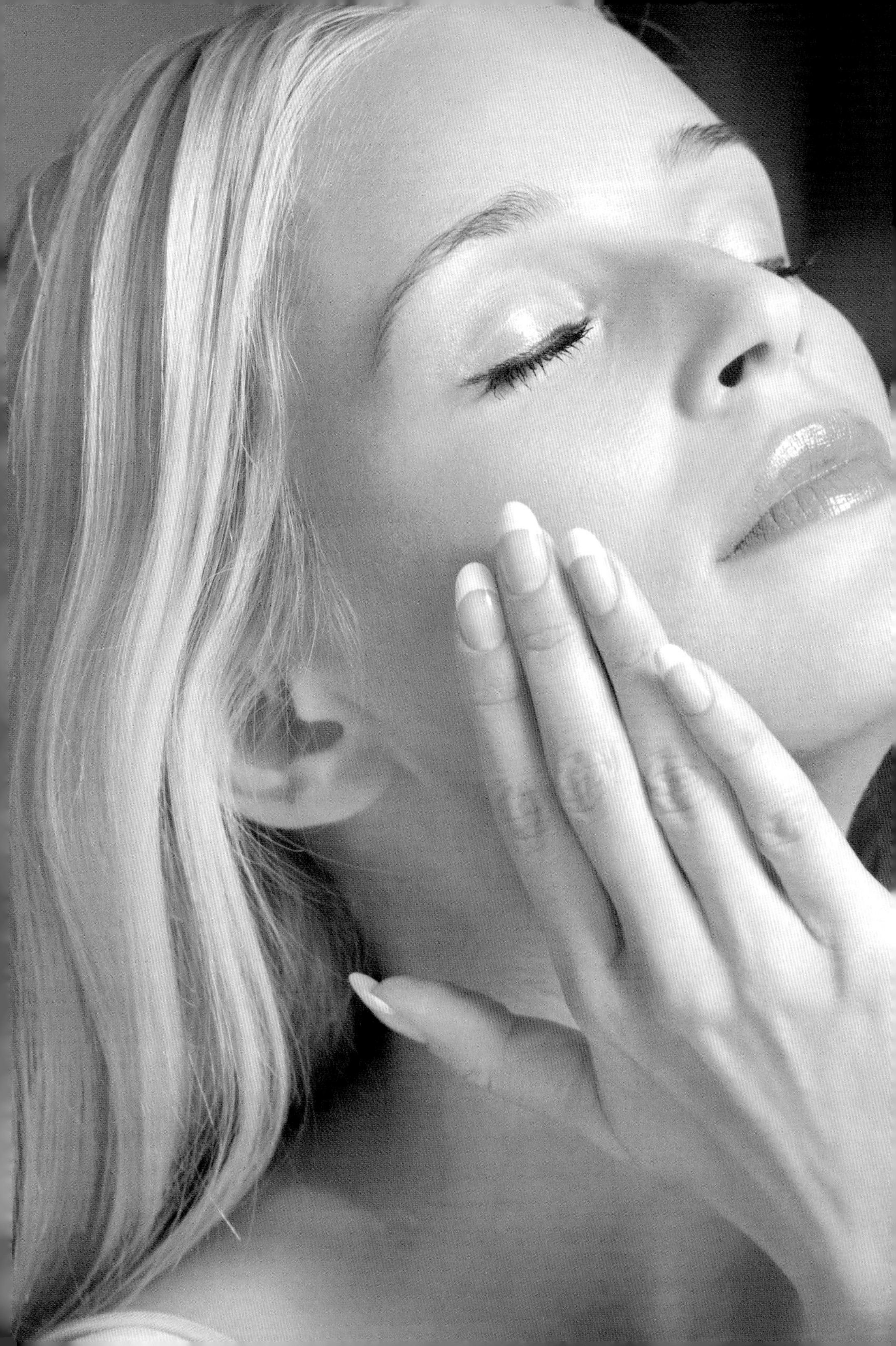

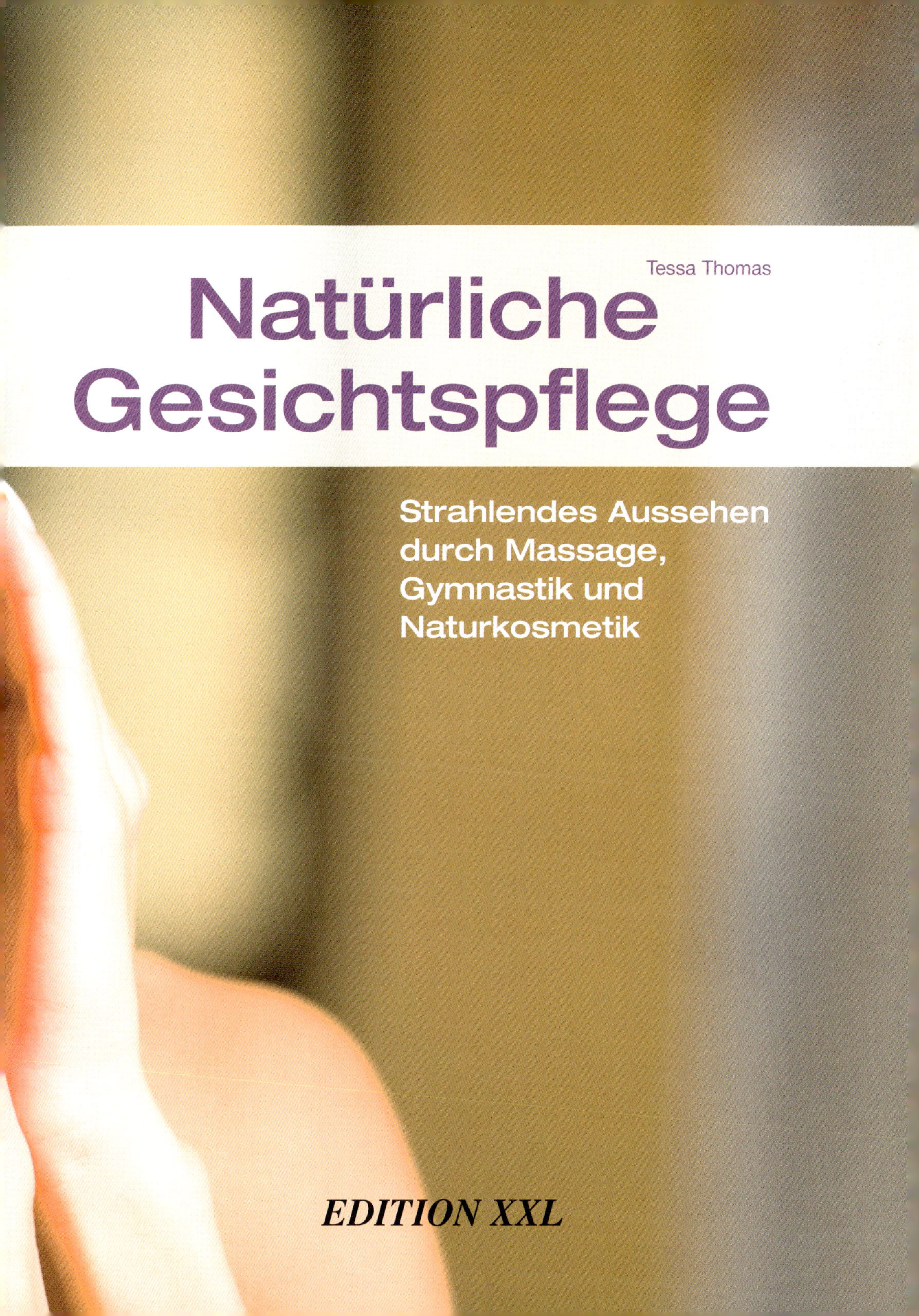

Tessa Thomas

Natürliche Gesichtspflege

Strahlendes Aussehen durch Massage, Gymnastik und Naturkosmetik

EDITION XXL

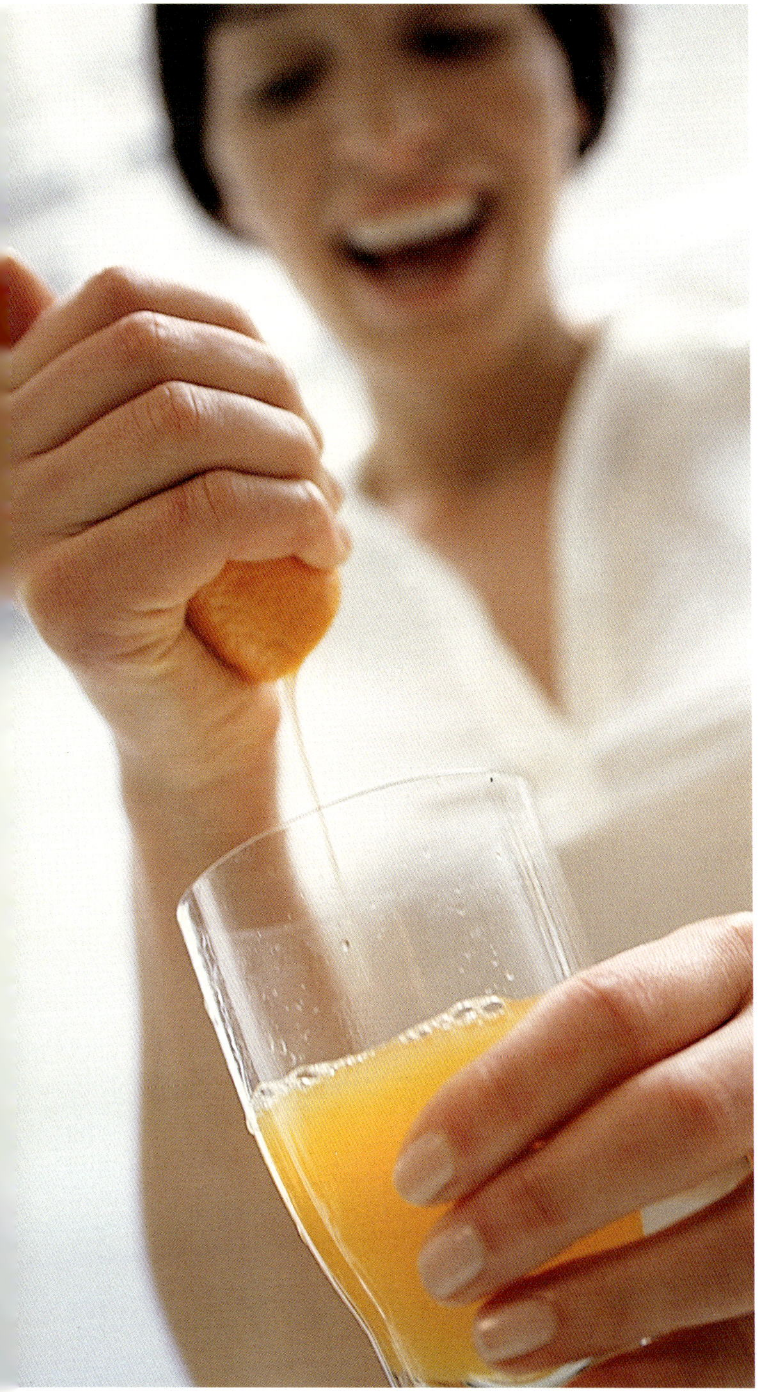

Zu Ihrer eigenen Sicherheit

Dieses Buch kann nicht als Ersatz für eine professionelle medizinische Behandlung angesehen werden. Zu Gesundheitsfragen und jeglichen Symptomen, die einer medizinischen Diagnose oder Behandlung bedürfen, sollte immer ein Arzt aufgesucht werden. Während einer Schwangerschaft ist besondere Vorsicht geboten, vor allem bei der Anwendung von essenziellen Ölen und Akupressur. Essenzielle Öle dürfen nicht eingenommen und bei Babys sowie Kindern nur unter ärztlicher Aufsicht angewendet werden. Auch wenn wir von der Richtigkeit der Informationen und Ratschläge in diesem Buch überzeugt sind, übernehmen weder die Autorin noch die Übersetzerinnen und der Verlag die rechtliche Verantwortung oder Haftung für jedwede Verletzung oder Krankheit, die beim Befolgen der Ratschläge ausgelöst werden könnte.

Inhalt

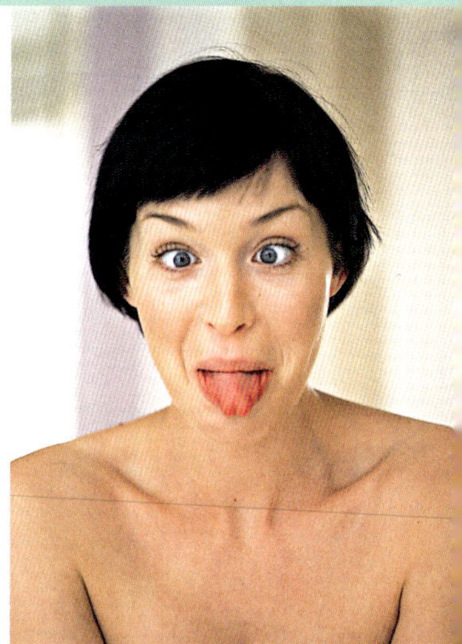

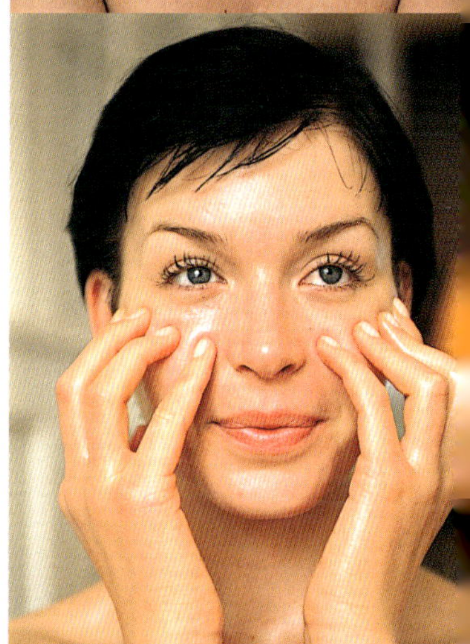

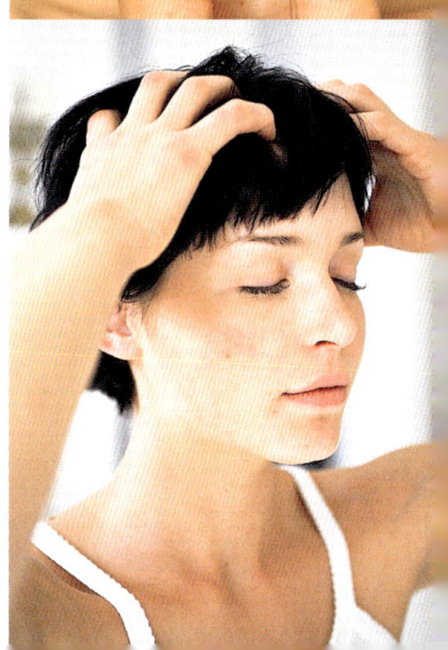

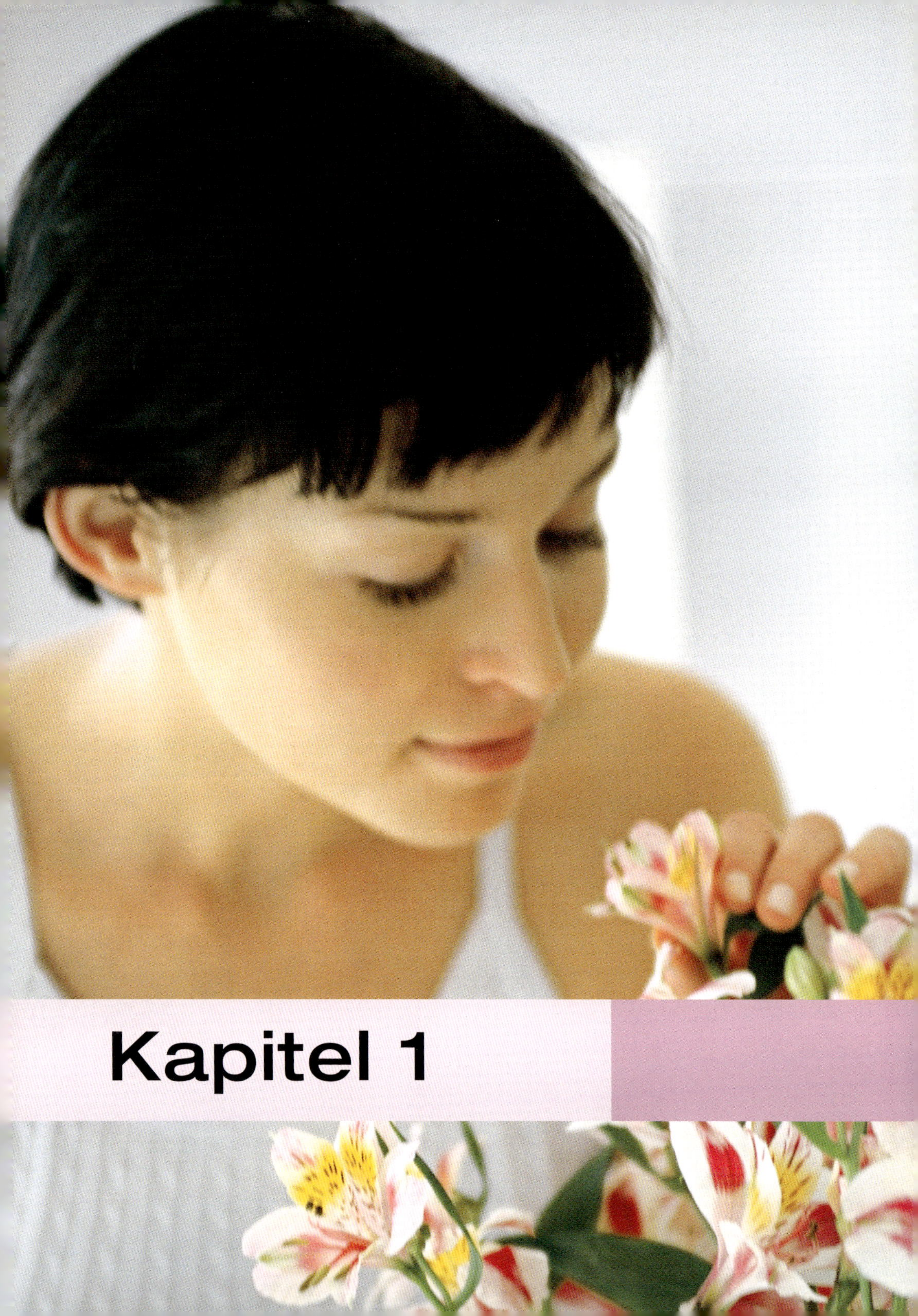

Kapitel 1

Die ungeschminkte Wahrheit

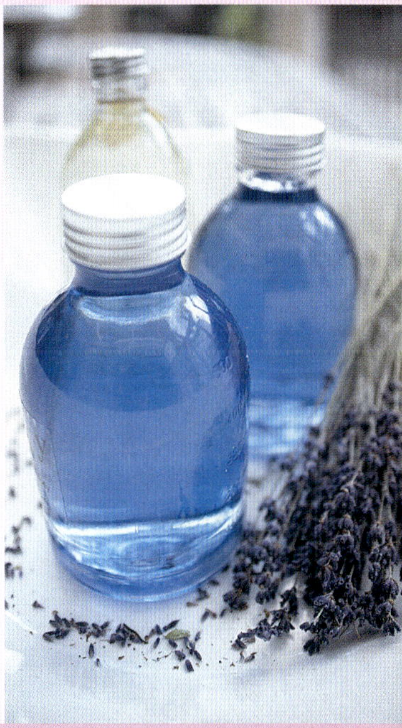

Die ungeschminkte Wahrheit

Das Gesicht ist nicht besonders groß. Von den 2 m² Haut, die unseren Körper umschließen, beträgt die Gesichtshaut gerade mal 4½ %. Trotzdem zieht das Gesicht mehr Aufmerksamkeit auf sich, macht uns mehr Sorgen und heizt mehr kommerzielles Interesse an als jeder andere Teil unseres Körpers.

Die Deutschen geben jährlich Millionen für Hautpflegeprodukte aus, einschließlich Sonnen- und Anti-Cellulite-Cremes, Bodylotions und Tönungen. Fast die Hälfte dieses Geldes wird in gesichtspflegende Produkte gesteckt.

Diese unverhältnismäßig hohen Ausgaben nur für das Gesicht sind aber durchaus verständlich, denn jedes Gesicht erzählt eine Geschichte. Wie der Umschlag eines Buches kündigt ein Gesicht schon etwas über die jeweilige Geschichte an. Die einzigartigen Charakteristika, die ein Gesicht durch Vererbung und Erfahrung prägen – seien es Lachfalten oder schlaffe Augenlider – bieten einen tiefen Einblick in das, was sich dahinter verbirgt.

Das Gesicht in verschiedenen Kulturen

In manchen Kulturkreisen hat das Gesicht eine weitaus größere Bedeutung. In Japan glaubt man, dass sich viele Akupunkturpunkte im Gesicht befinden, durch die Energie aktiviert und geleitet wird. In China wird auf die uralte Kunst des Gesichtlesens großen Wert gelegt. Dabei spiegeln Gesichtsausdruck und Hautbeschaffenheit den Zustand der lebenswichtigen Körperorgane wider. Anhänger des indischen Ayurveda glauben, dass einer der sieben Energiekanäle des Körpers im Kiefer sitzt. In der westlichen Welt haben wir vielleicht kein derartiges System, doch dem Gesicht eines Mensches kommt auch bei uns eine große Bedeutung zu. So hört man häufig: „Namen kann ich mir nicht merken, aber ein Gesicht vergesse ich nie."

Das Gesicht wird als Darstellung der Person gesehen, die wir waren und die wir sind, sowohl körperlich als auch seelisch. Von allergrößter Bedeutung ist jedoch, dass das Gesicht unser Alter preisgibt. Im Laufe der Jahre ist das Bild auf dem Umschlag nicht mehr nur skizziert, sondern eingraviert – in Form von Falten, schlaffer Haut und Augenringen. Die Haut ist das am meisten sichtbare Organ des Körpers und das Gesicht ist der Körperteil, der allen Einflüssen von außen am stärksten ausgesetzt ist. Folglich registriert die Gesichtshaut das Vergehen jeder Jahreszeit.

Das Gesicht ist außerdem der ausdrucksstärkste Teil unseres Körpers: Es ist beweglicher als alle anderen und steht eigentlich fast nie ganz still. Wenn Sie Ihre Berufung in der eines professionellen Grimassenschneiders gefunden haben oder glücklich pensionierte Großeltern fröhlicher Enkel sind, werden Ihre Falten Sie kaum belasten. Doch die meisten von uns, denen die Vergänglichkeit nur allzu bewusst ist, wollen doch nicht jeden Tag beim Blick in den Spiegel gezeigt bekommen, wie schnell die Zeit vergeht.

Unser Leben ist uns ins Gesicht geschrieben

Die Gesichtsfalten, über die sich viele von uns grämen, sind heute nicht mehr so sehr ein Problem einzelner Menschen, sondern eine kollektive Erscheinung. Die Bevölkerung wird immer älter und Falten und Hängebacken werden zur Norm. Man sollte meinen, dass sie deshalb eher akzeptiert werden und als Symbole von Weisheit und Erfahrung gelten. Aber in einer Welt, die vom Jugendkult geprägt ist, steht ein alterndes Gesicht für verpasste Chancen, vergängliche Sexualität und verblichene Schönheit. Der Dichter John Keats (1795–1821) sagte einmal, dass Schönheit Wahrheit sei und Wahrheit Schönheit. Heute könnte man das Wort Wahrheit mit Jugend ersetzen.

Alternde Haut verleiht uns also kein Ansehen, sondern steht für Verfall. Ältere Menschen erfahren oft Spott und Hohn. Obwohl die Kosmetikindustrie gelegentlich ältere Menschen in der Werbung einsetzt, fühlt man sich meist ab 40 bereits jenseits der ästhetischen Blütezeit. Da überrascht es nicht, dass amerikanische Hautärzte Falten als „dermatologische Furchen" bezeichnen, um nur keine Kundschaft zu verschrecken.

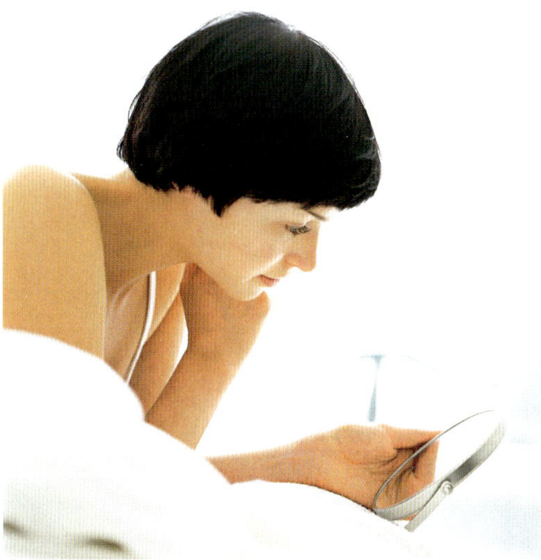

Die Menschen laufen auf der Suche nach einem Allheilmittel in Heerscharen in Kliniken, Apotheken und zu Kosmetikerinnen. Schönheitschirurgen, Apotheker und Labortechniker der Kosmetikindustrie sind die neuen Gurus, denen die Menschen ihre zerbrechliche und vergängliche Jugend und Schönheit anvertrauen. Verjüngung ist der Heilige Gral der Schönheitsindustrie.

Drastische Maßnahmen

Im 17. Jahrhundert haben wagemutige Frauen die oberste Hautschicht mit Vitriolsäure entfernt – mit katastrophalen Folgen. Die moderne Version – das Peeling – ist etwas wissenschaftlicher, aber kaum weniger schmerzhaft und brutal. Seit vier Jahrzehnten wird experimentiert, und trotz aller Mühe haben wir es bis heute nicht geschafft, das perfekte Facelifting zu finden. In einem Zeitalter des rasend schnellen technologischen Fortschritts wird den Menschen immer wieder vorgegaukelt, dass neue, künstlich hergestellte Mittel, führende Technologie und hochmoderne Chirurgie die Haut verjüngen können. Obwohl keine dieser Methoden eine schnelle und einfache Lösung bietet und wir das genau wissen, geben wir mehr Geld als je zuvor für Anti-Aging-Behandlungen aus – egal, ob wir unsere Finger in einen Topf mit angeblich verjüngendem Gel stecken oder tagelang nach einem Lasereingriff leiden müssen.

Letztlich wird weder das Gel noch der Lasereingriff den Menschen zufriedenstellen. Vor allem wenn er nicht versteht, wie die Haut „funktioniert" und worauf die Technologie basiert, die Faltenfreiheit verspricht. Dieser verführerische und lukrative Markt zieht immer mehr Kunden an. Es macht sich bezahlt, wenn man sich ein bisschen besser auskennt.

Die verborgenen Talente der Haut

Unsere Haut ist ziemlich schlau – und das muss sie auch sein. Sie ist dafür verantwortlich, die Außenwelt fernzuhalten und die Innenwelt zu bewahren. Sie schützt die inneren Organe und erhält die essenziellen Körperflüssigkeiten. Gleichzeitig wehrt die Haut Infektionen ab und bildet einen Schutz gegen Schäden von außen.

Mehr als nur eine Schutzmauer

Aber das ist noch nicht alles. Die Haut reguliert die Körpertemperatur, indem sie schwitzt, wenn es heiß ist, und die Blutzufuhr verringert, wenn es kalt ist. Abfallstoffe, die nicht von den Nieren ausgeschieden werden, verlassen über die Haut den Körper. Die Haut verteilt Nährstoffe und Sauerstoff an Nerven, Drüsen, Haare und Nägel. Sie sendet Schmerzsignale an das Gehirn.

Um all diese Aufgaben zu erfüllen, ist die Haut mit einzigartigen Eigenschaften ausgestattet. Sie besitzt Follikel, die Talg an die Oberfläche bringen, außerdem extrem empfindliche Nervenrezeptoren, elastisches Gewebe, das sich bis zu 50 % ausdehnen kann und ein sehr produktives regeneratives System. Die Haut ist anpassungsfähig und reagiert auf Alter und Stimmung, Hormonzyklus und Jahreszeiten.

Als der exponierteste und ausdrucksstärkste Teil des Körpers hat das Gesicht die am höchsten entwickelte Haut. Das Gesicht hat die meisten Nervenenden und Talgdrüsen, die kleinsten Kapillaren, die dünnste Haut und die feinsten, flexibelsten Muskeln.

Im Gesicht gibt es unterschiedliche Hautpartien. Die dünnste Haut befindet sich an den Augenlidern und Lippen, die dickste an Stirn, Kiefer und Kinn. Auf der Nase, an den Schläfen und der Stirn ist die Haut am fettigsten, an Wangen und Kiefer am trockensten. Kein Wunder, dass die Menschen Probleme haben, ihre Gesichtshaut zu pflegen und dass sie alle Hilfsangebote der Kosmetikfirmen dankbar annehmen.

Aus was besteht die Haut?

In 1 cm^2 Haut befinden sich 12 Öldrüsen, zehn Haare, 100 Schweißdrüsen, 1 m Blutgefäße, 2½ m Nerven und drei Millionen Zellen.

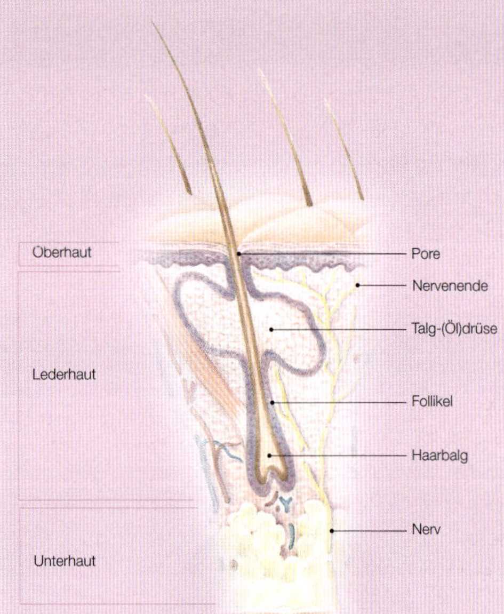

Schicht auf Schicht

Chirurgen wissen, was sich unter der Haut befindet. Die meisten von uns kennen nur den Teil, den wir sehen können. Ein Hautabschnitt (siehe Abbildung links) ist wie eine Staudenrabatte oder ein Flussbett beschaffen: Die wichtigsten Bestandteile sind unter der Oberfläche verborgen.

Die Haut besteht aus vielen Schichten. Wir kümmern uns nur um die äußerste Schicht, aber alles Wichtige geschieht in den darunterliegenden Hautschichten. Das Fundament der Haut ist die Unterhaut, eine feste, schwammige Schicht, die aus Fettzellen, Blutgefäßen und Nervenfasern besteht. Darüber befindet sich die Lederhaut, die nicht nur als weiche Unterlage für die Oberhaut dient, sondern auch das Stützsystem der Haut darstellt. Die Lederhaut ist etwa 3 mm dick und besteht aus Blutgefäßen, Nervenenden, Follikeln, Öl- und Schweißdrüsen sowie Bindegewebe. Außerdem enthält diese Hautschicht Kollagen. Biologisch gesehen ist die wichtigste Aufgabe des Kollagens, als Gerüst zu fungieren, das alles zusammenhält. Am bekanntesten ist das Kollagen allerdings dafür, dass es der Haut Elastizität, Vitalität und Jugend verleiht. Im Laufe des Lebens verringert sich die Kollagenproduktion – eine Tatsache, die uns die Kosmetikindustrie nie vergessen lässt. Somit ist diese Hautschicht das Hauptangriffsziel der Traum-Bodylotion aller Kosmetikhersteller.

Ein Monat im Leben einer Hautzelle

Zwischen der Lederhaut und der Oberhaut befindet sich die Basalschicht. Dort werden die Hautzellen produziert. Täglich werden allein in der Gesichtshaut Millionen Zellen gebildet. Am Anfang sind sie rund und feucht. Die Zellen bewegen sich sofort nach ihrer Entstehung in Richtung der Hautoberfläche und auf dieser „Reise“ verändern sie sich: Der Kern zerfällt und die Zellen füllen sich mit Keratin (Hornstoff). Das ist ein hartes Protein, das die Zellen flacher und trockener werden lässt. Dieser Vorgang dauert etwa 30 Tage – je älter Sie sind, desto länger dauert er.

Wenn die Zellen die äußerste Schicht der Oberhaut – die Hornschicht – erreicht haben, sind sie hart und schuppig und damit geradezu perfekt, um die schützende Deckschicht für die Oberhaut zu bilden. Nachdem die Zellen sich durch die 20 Schichten der Hornschicht bewegt haben, werden sie mit fettigen Verbindungen an der Hautoberfläche aneinandergeklebt. Hier bleiben die Zellen, bis sie (viel zu früh!) von Reinigungsstoffen in Gesichtswässern zerstört werden oder auf eher natürliche Weise abgeworfen werden, um sich zu dem Rest des Hausstaubes auf Ihren Möbeln zu gesellen.

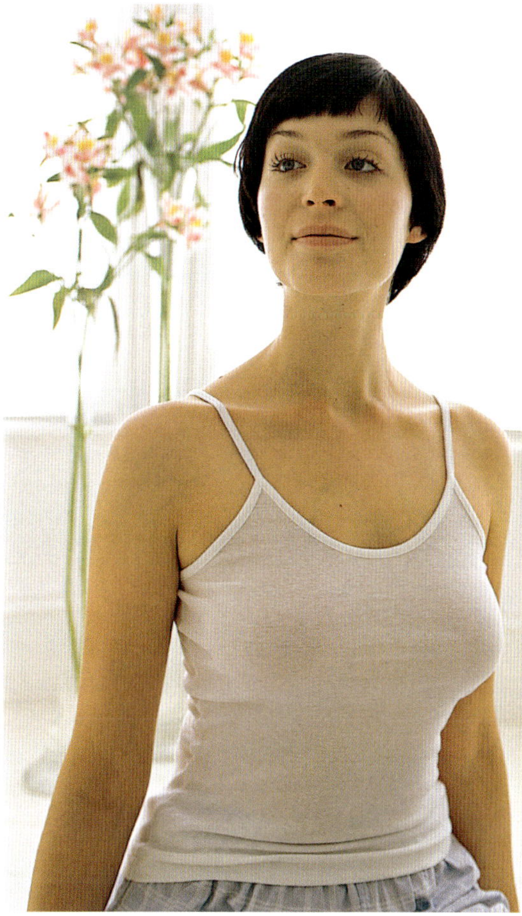

Die Zeit erzählt ...

Kein Zweifel, die Gesichtshaut hat einige schlaue Selbstverteidigungsmechanismen eingebaut. Aber eines hat sie nicht: einen Anti-Aging-Mechanismus! Da das Gesicht der am meisten exponierte Körperteil ist, altert es auch am schnellsten. Jeder kalte Windstoß und jeder warme Sonnenstrahl hinterlässt seine Spuren auf Ihrem Gesicht. Jeder Stoß Auspuffgas und jede Flasche Wein verstärkt diese Spuren, die im Laufe der Zeit immer sichtbarer werden.

Das ist das sogenannte „extrinsische Altern" – darauf können Sie Einfluss nehmen (s. S. 124–125). Hinzu kommt das „intrinsische Altern", das selbst ein gesund lebender Mensch, der sich vor Hitze, Kälte und Umweltgiften bestmöglich schützt, nicht aufhalten kann, weil es hauptsächlich von den Genen bestimmt wird. Die Kombination von äußeren und inneren Einflüssen legt fest, wann der Einzelne anfängt älter auszusehen. In der Lotterie des Lebens ist das bei jedem Menschen anders. Womit muss man – bei gleichen Voraussetzungen – wann rechnen?

Teenager

In der Kindheit haben die meisten Menschen so perfekte Haut, dass sie im Dunkeln zu leuchten scheint. In der Pubertät ändert sich die Haut drastisch, sie wird fettiger und neigt zu verstopften Poren. Abgesehen von lästigen Pickeln ist diese Entwicklung positiv, weil der höhere Fettanteil die Haut vor dem Austrocknen schützt und sie außerdem sanft und geschmeidig hält. Die Hautzellen erneuern sich mit rasender Geschwindigkeit und bewegen sich innerhalb von 28 Tagen von der Basalschicht zur Oberhaut. Dieses Alter hat auch noch andere Vorzüge, welche die unvermeidlichen Pickel wenigstens ein bisschen wettmachen: Kollagen und Elastin im Bindegewebe von Teenagern sind noch perfekt miteinander verbunden und geben der Haut Festigkeit und Elastizität. Auch wenn durch Sonneneinfluss die darunterliegenden Schichten bereits Schaden genommen haben, ist das auf der Oberfläche noch nicht sichtbar.

Zwanziger

Die ersten Fältchen treten auf, besonders zwischen den Augenbrauen, an den äußeren Augenrändern und auf der Stirn. Die Erneuerung der Zellen verlangsamt sich und wird in den nächsten 25 bis 30 Jahren um die Hälfte zurückgehen. Die Hornschicht wird dicker und weniger elastisch. Das Bindegewebe verliert auch an Elastizität, vor allem bei Menschen, die sich häufig der Sonne aussetzen. Trotz allem sieht die Gesichtshaut noch frisch, feucht und widerstandsfähig aus.

Dreißiger

Die Oberhaut zeigt jetzt klare Zeichen der Abnutzung durch die Einwirkung von Sonnenlicht, Umweltschadstoffen, Stress und nicht gerade perfekter Ernährung. Die Veränderungen manifestieren sich in einem unregelmäßigen Teint, Glanzlosigkeit und Wasseransammlungen. Die Verdickung der Hornschicht und die verlangsamte Zellerneuerung machen sich bemerkbar. Ständig wiederholte Gesichtsmimik schiebt das Fett in der Unterhaut in Furchen, die wegen der verminderten Elastizität nicht mehr weggehen. Es bilden sich jetzt mehr dauerhafte Falten und die Folgen der Schwerkraft machen sich auch immer stärker bemerkbar. In diesem Alter fangen die meisten Menschen damit an, die Kosmetikabteilungen nach Anti-Aging-Elixieren zu durchforsten, in der Hoffnung, dass sie diese verräterischen Zeichen des Alterns auslöschen können.

Vierziger

Die Reise der Hautzellen von der Basalschicht zur Oberhaut kann jetzt bis zu 40 Tage dauern. Die gleichmäßige Patina von früher verschwindet und die Pigmentation wird unregelmäßig. Bei manchen Menschen entstehen die ersten dunklen Flecken im Gesicht. Die Basalschicht wird langsam dünner und damit wird es für die Zellen schwieriger, ihre Feuchtigkeit beizubehalten, während die Hornschicht immer dicker wird. Die Talgproduktion, die im Teenageralter auf ihrem Höhepunkt war, geht nun merklich zurück. Das ist gut so, da durch verlangsamte Zellerneuerung an der Hautoberfläche mehr tote Zellen sind. Kapillaren können auftreten, besonders bei sehr empfindlicher Haut. Tiefer werdende Fältchen lassen keinen Zweifel mehr an der emotionalen Geschichte des jeweiligen Menschen.

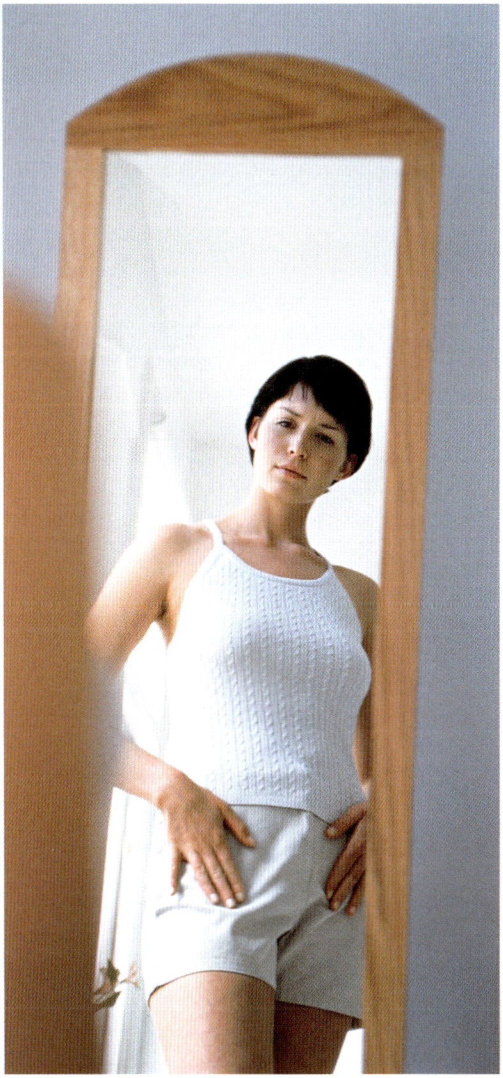

Fünfziger

Bei Frauen tritt hier die größte Veränderung nach der Jugendzeit ein. Die Wechseljahre, die normalerweise mit Anfang 50 einsetzen, werden von einem starken Rückgang der Östrogenproduktion und damit einer verminderten Talgproduktion begleitet. Somit kann Wasser leichter verdunsten, was zu trockener und manchmal auch schuppiger Haut führt. Die Oberhaut beginnt zu schwinden und ist jetzt etwa 20 % dünner als in den Jugendjahren. Die Verteilung der Fettzellen ist unregelmäßiger und eine unverhältnismäßig hohe Anzahl an Fettzellen in den unteren Gewebeschichten führt zu Hängebacken und einem schwereren Kinn. Regelmäßige Sonneneinstrahlung kann auch zu dunklen (gutartigen) Flecken führen.

Problemlösung mit Kosmetik

Es gibt Menschen, die von der Natur mit schöner, samtweicher Haut gesegnet sind. Aber auch diese Menschen kommen irgendwann an den Punkt, wo sie nach Hilfsmitteln suchen. Frauen ab 40 verwenden täglich durchschnittlich fünf verschiedene Cremes – und das nur fürs Gesicht!

Magische Zutaten?

Kosmetikhersteller nutzen alle Tricks, um auch skeptische Konsumenten davon zu überzeugen, dass ihr neuestes Produkt genau die lang ersehnte Creme ist, die bei regelmäßigem Gebrauch alle Jahre aus dem Gesicht zaubert. Eine äußerst populäre Methode ist die Verwendung von Inhaltsstoffen, die in der allgemeinen Vorstellung mit jugendlichem Aussehen in Verbindung gebracht werden. Vitamin E, Kollagen, Elastin, Retinol. Selbst die kritischste Konsumentin kann Retinol – eine Form von Vitamin A – mit Retinolsäure verwechseln. Letzteres – ein starkes, verschreibungspflichtiges Mittel – kann tatsächlich Falten ausmerzen, Retinol kann das gewiss nicht. Kollageneinspritzungen können zwar Fältchen ausfüllen, Kollagen und Elastin in einer Creme werden aber nicht von der Haut aufgenommen. Das Gleiche gilt für Vitamin E – ein Zusatz, der eine unerfreuliche Nebenwirkung haben kann, nämlich Kontakt-Dermatitis zu verursachen.

Versteckte Gefahren

Doch nicht alle Inhaltsstoffe spielen mit der Leichtgläubigkeit der Konsumenten. Liposome tun zum Beispiel genau das, was die Hersteller behaupten: Sie befördern Feuchtigkeit in die Haut und lagern sie dort ein. Aber was sind die gesundheitlichen Folgen? Wenn synthetische Inhaltsstoffe mit der Haut in Berührung kommen oder von ihr absorbiert werden – und man geht davon aus, dass das bei mehr als 50 % der Fall ist – dann ist die Wahrscheinlichkeit relativ hoch, dass diese Stoffe ins Blut und damit in die Leber geraten. Kosmetikfirmen testen ihre Produkte zwar auf allergische Hautreaktionen, aber möglicherweise finden Reaktionen an ganz anderen Stellen im Körper statt.

Auch wenn die zugelassene Höchstmenge jedes einzelnen Inhaltsstoffes gering ist, gibt es bei der in einem Produkt enthaltenen Anzahl von verschiedenen Chemikalien keine Einschränkung. Laut einer Schätzung landen bei einem Durchschnittsverbraucher jedes Jahr etwa 2 kg Chemie aus Kosmetik im Blut. Die Wirkung der einzelnen Inhaltsstoffe wird zwar getestet, aber der „Cocktail-Effekt", der durch die Mischung vieler verschiedener Chemikalien entstehen kann, wird selten in Betracht gezogen.

Reaktionen auf die Inhaltsstoffe finden oft weit unterhalb der Haut statt und ihren Ursprung kann man kaum nachweisen. Das ist natürlich anders, wenn jemand auf die Anwendung einer Gesichtscreme allergisch reagiert. Beschwerden über negative Auswirkungen von Hautpflegeprodukten werden immer häufiger. Da überrascht es nicht, dass bei einer Umfrage 80 % der Frauen sagten, sie hätten empfindliche Haut.

In einem Test von Anti-Aging-Cremes, den ein Verbraucherverband durchführte, hat über ein Drittel der befragten 48 Frauen gesagt, dass sie Nebenwirkungen wie Hautbrennen, Jucken, schuppige und trockene Haut bemerkt hatten. Trotzdem ist der Glaube an die patentierten, professionell verarbeiteten, hübsch verpackten Produkte so groß, dass einfach die nächste Creme gekauft wird, um die negativen Auswirkungen der vorhergehenden auszumerzen – und so schließt sich der Kreis.

Natürliche Schönheit?

Der Verkauf von Biolebensmitteln und Bioputzmitteln ist ebenso angestiegen wie der Verkauf von den sogenannten „natürlichen" Hautpflegeprodukten.

Das Marketingschlagwort „natürlich“ ist eines der am meisten missbrauchten Wörter, ganz besonders in der Schönheitsindustrie.

Ein Hersteller kann rechtmäßig behaupten, dass sein Produkt einen „natürlichen“ Duft enthält, selbst wenn das Duftöl nur 1 % der Inhaltsstoffe ausmacht und künstliche Duftstoffe ebenfalls enthalten sind. Hersteller dürfen die Verwendung von Weizenkeim-, Avocado- oder Schlüsselblumenöl in einer Creme betonen, selbst wenn diese Stoffe aus genmanipulierten Pflanzen stammen. Hersteller von mehr ethischen und natürlichen Hautpflegeprodukten lehnen die Verwendung von genmanipulierten Pflanzenstoffen ab, weil deren Wirkung weitgehend unbekannt ist. Hersteller dürfen behaupten, dass Elastin ein natürlicher Bestandteil ist, selbst wenn es aus tierischem Gewebe gewonnen und chemisch konserviert wurde. Sie dürfen auf den Vitamin-C-Gehalt eines Produktes hinweisen, weil Vitamin C für die Kollagenproduktion notwendig ist – obwohl das Kollagen in der Haut vom Vitamin C in einer Creme gar nicht berührt wird.

Und was ist – außer dieser „Wunderstoffe“ – eigentlich der Hauptbestandteil aller Hautcremes? Wasser! Natürlicher geht es ja gar nicht. Wasser ist aber ein perfekter Träger für das Wachstum von Pilzen und Bakterien. Deshalb müssen Konservierungsstoffe hinzugegeben werden, die ausnahmslos synthetisch sind. Die Verwendung von Chemikalien wiederum erfordert die Zugabe von Duftstoffen, um deren Geruch zu überdecken. Diese Duftstoffe, die aus mehr als 600 Chemikalien zusammengestellt sind, sind für mehr negative Hautreaktionen verantwortlich als alle anderen Inhaltsstoffe einer Gesichtscreme zusammen.

Die Sekundärwirkung der Chemikalien kann man durch Verwendung ganz kleiner Mengen dieser Stoffe natürlich verringern. Dies ist beispielsweise mit Fruchtsäuren geschehen. Sie haben es weit gebracht, seit die Römer sich die Überreste von fermentierten Traubenschalen ins Gesicht rieben. Die modernen, industriell verarbeiteten Varianten, die in Kliniken verwendet werden, sind viel stärker (s. Tabelle S. 24–25). Aber selbst die verdünnten Fruchtsäuren, die man im Laden kaufen kann, haben so viele Beschwerden ausgelöst, dass die Hersteller sich wohl oder übel gezwungen sahen, den Anteil an Fruchtsäure auf kaum wirksame 2 bis 5 % zu reduzieren.

Schönheit um welchen Preis?

Während die Wirkung dieser Cremes und anderer Anti-Aging-Produkte im besten Fall minimal und im schlimmsten fragwürdig ist, kann der Preis astronomisch hoch sein. Ein Töpfchen Creme kann mehr als 50 Euro kosten; einige Produkte haben dreistellige Preise. Unglaubliche Versprechungen erfordern irrsinnige Preise. Sie sind ihren Preis anscheinend wert, wenn allein das Gefühl, besonders verwöhnt zu werden, Sie um Jahre jünger aussehen lässt. Sie müssen sich dabei aber zweier Dinge bewusst sein: erstens, dass die Wirkstoffe nur etwa 5 % des Produktes ausmachen; und zweitens, dass die Wirkung aller kosmetischen Produkte per Definition immer nur vorübergehend ist. Nur von einem Medikament, das unter andere Gesetze fällt und für das der Hersteller eine Lizenz haben muss, kann man wirklich behaupten, dass es eine andauernde Veränderung bewirkt.

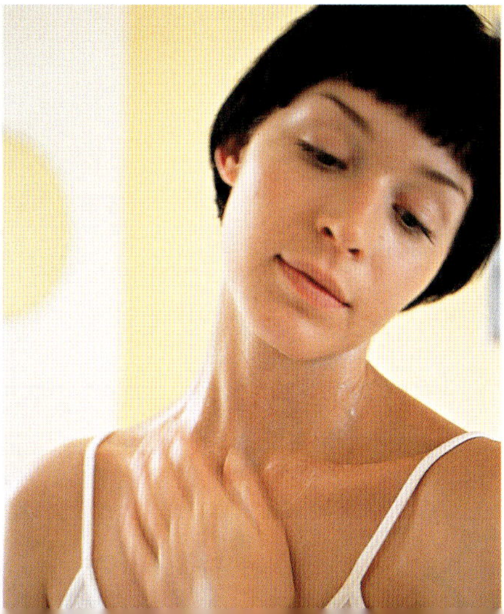

Chemie oder Operation?

Kosmetikfirmen müssen laut Gesetz die Inhaltsstoffe ihrer Produkte auflisten. Man braucht aber fast einen Hochschulabschluss in Pharmakologie und Latein, um diese Listen zu verstehen, da sie in einer ganz besonderen, latinisierten „Europasprache" verfasst sind. Diese Bezeichnungen verwischen nicht nur die Unterscheidung zwischen natürlichen und synthetischen Bestandteilen, sondern enthalten auch keinerlei Hinweise auf den Ursprung oder die Wirkung der verwendeten chemischen Stoffe. Nehmen Sie sich vor langen Listen und Namen in Acht!

Ein bekannter Hautarzt hat gesagt, dass Produkte, die mehr als drei Wirkstoffe auflisten, der Behauptung ihrer Wirkung nicht gerecht werden können. Ein anderer Dermatologe sagte einmal, dass ein Inhaltsstoff mit einem unaussprechlichen Namen vermutlich mehr schaden als nützen kann. In Europa sind mehr als 3000 chemische Stoffe für die Verwendung in kosmetischen Produkten zugelassen. Viele sind neutral, aber viele sind es nicht. Achten Sie besonders auf folgende Stoffe:

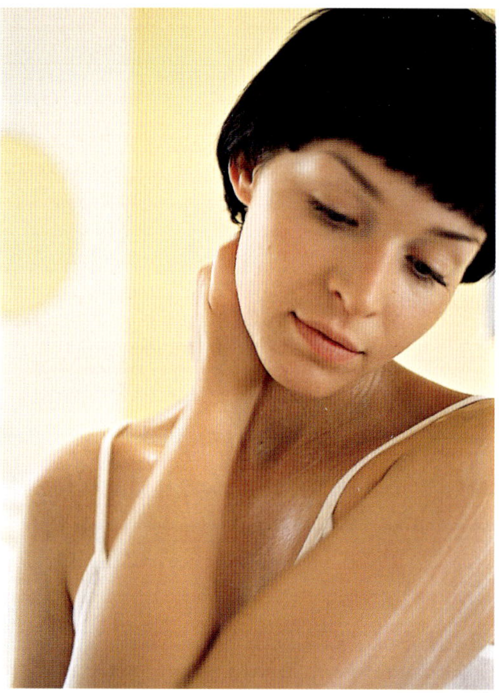

Propylenglykol: eine klare Flüssigkeit, die Feuchtigkeit trägt; erzeugt häufig allergische Hautreaktionen

Natriumlaurylethersulfat: ein Reinigungsmittel, Emulgator und Feuchthaltemittel; trocknet oft die Haut aus und ist ein häufiger Reizstoff, da es sich in das Hautprotein hineinfrisst

Diethanolamin (DEA) und Triethanolamin (TEA): Feuchthaltemittel, die Nitrosamine bilden können, die potenziell krebserregend sind, und Formaldehyd, was nicht nur hochgradig allergen ist, sondern im Tierversuch auch Genmutationen hervorgerufen hat. In Japan und Schweden sind diese Stoffe verboten. Andere chemische Verbindungen wie die Konservierungsstoffe 2-bromo-2-nitropropan-1, 3-diol (meist schlicht Bronopol genannt) können eine ähnliche Wirkung haben

Parabene: ein Konservierungsstoff, der in einem Drittel aller Kosmetikprodukte enthalten ist. Da vermutet wird, dass der Stoff krebserregend ist, wurde er in Japan verboten. Parabene kommt in der Natur vor, aber die meisten Kosmetikhersteller verwenden eine synthetische Form, die unter den Namen Butyl-, Ethyl-, Methyl- oder Propylparabene bekannt ist.

Hydroxybenzoesäureethylester: ein Konservierungsstoff, der auch gegen Pilzbildung wirkt; löst allergische Reaktionen aus; in Amerika wird ein Verbot des Stoffes gefordert.

Lanolin: wird aus Schafwolle gewonnen, enthält möglicherweise krebserregende Pestizide, die in die Blutbahn geraten können, weil Lanolin fettlöslich ist.

Blue 1 und Green 2: künstliche Farbstoffe, die beide krebserregend sind

Imidazolidinyl Urea (auch Hydantoin genannt): wird zur künstlichen Herstellung von Gleitmitteln verwendet. Wird aus Holzalkohol gewonnen und kann zu Übelkeit führen. Es ist in Tierversuchen als krebserregend nachgewiesen worden und kann auch Formaldehyd erzeugen.
Stearinsäure: eine wachsartige, fetthaltige Säure, die häufig in Hautcremes verwendet wird; führt oft zu allergischen Reaktionen
Quaternium 15: eine häufige Ursache für Kontakt-Dermatitis bei Menschen, die empfindlich gegen Chemikalien sind
Borsäure: ein Bakterizid und Fungizid, das in Hautsprays verwendet wird. Es kann zu toxischen Reaktionen kommen. Auf der Verpackung von Talkumpuder, der ebenfalls Borsäure enthält, findet man eine Warnung, die besagt, dass er nicht bei Kindern unter drei Jahren verwendet werden soll.
Benzylalkohol: ein weit verbreiteter Konservierungsstoff in Cremes; führt häufig zu Überempfindlichkeit
Butylhydroxytoluol (BHT): ein häufig verwendetes Antioxidationsmittel, das bei regelmäßigem Gebrauch zeitverzögert Überempfindlichkeit hervorrufen kann
Tocopherol und Tocopherylacetat: ein weit verbreitetes Antioxidationsmittel, das Kontakt-Dermatitis verursachen kann

Der letzte Ausweg

Die Unmengen an neuen Cremes, die in den Kosmetikregalen in letzter Zeit aufgetaucht sind, haben die Anzahl derer, die nach extremen Lösungen suchen, in keiner Weise verringert. Vielleicht erfüllen die Cremes nicht ihre Versprechen. Vielleicht wollen einige Menschen eine schnelle Radikalkur. Manche können vielleicht der Verführung einer neuen Technologie nicht widerstehen. Oder sie wünschen sich eine tiefere und länger anhaltende Wirkung – also langfristige Intensivmedizin statt vorübergehender erster Hilfe.

Was auch immer der Grund sein mag, Tatsache ist, dass immer mehr Menschen sich darauf einlassen, dass sie sich tage- oder wochenlang unwohl fühlen und isoliert sind, um die Jahre aus ihren Gesichtern brennen, peelen oder schleifen zu lassen. Jugend hat ihren Preis – in mehr als einer Beziehung – und immer mehr Leute sind bereit, diesen Preis zu bezahlen.

Die Nachfrage wurde durch neue Techniken angeheizt, angefangen bei Laserbehandlungen bis hin zur Dermabrasion. Die meisten Ergebnisse halten aber nicht lange vor, sodass die Anwendungen nach ein oder zwei Jahren wiederholt werden müssen. Also wieder ab in den OP.

Mehr Menschen als je zuvor – überwiegend, aber nicht nur Frauen – vertrauen ihr Aussehen den Schönheitschirurgen an. Aus einer dem Bundestag vorliegenden Studie geht hervor, dass die häufigsten Schönheitsoperationen Faltenbehandlungen (200 000 Fälle), Laserbehandlungen im Gesicht (190 000) und Nasenkorrekturen (39 000) sind. Aber 22 % der weiblichen und 8 % der männlichen Patienten beklagen im Anschluss an eine Schönheitsoperation Komplikationen. Zweifellos lassen sich viele von den Warnungen der Ärzte über die schrecklichen Prozeduren abschrecken, bevor sie überhaupt auf dem Operationstisch landen (s. Tabelle S. 24–25).

Sollten Sie aus festerem Holz als diese Menschen geschnitzt sein und eine Operation in Betracht ziehen, lesen Sie bitte auf Seite 58 weiter. Gesichtsübungen vor einer Operation können das Ergebnis erheblich verbessern und die Wirkung verlängern.

Was gibt es für eine Alternative?

Operationen und Produkte, die versprechen, Falten auszumerzen, Tränensäcke zum Verschwinden zu bringen und Fältchen auszufüllen, stellen eine große Verlockung dar. Sie appellieren an unsere Eitelkeit und Trägheit. Sie sind aber – genau wie Make-up – nur eine vorübergehende Übertünchung.

Wenn Sie einen alten Holztisch haben, dessen ursprüngliche Schönheit vom Zahn der Zeit dahingerafft worden ist, können Sie ihn abschleifen, lackieren und dann regelmäßig putzen und polieren. Wenn Sie dabei aber einen haarfeinen Riss am Tischbein übersehen haben, wird der Tisch irgendwann auseinanderfallen.

Wenn Sie den Riss früh genug bemerken, können Sie etwas dagegen tun – den Riss füllen, furnieren oder das Tischbein ausbessern. Ähnlich ist das auch beim Gesicht: Die Falten können mit Kollagen ausgefüllt werden, nach einem Peeling mit neuer Haut überdeckt werden oder durch ein Facelifting völlig ausgemerzt werden. Die Vor- und Nachteile der häufigsten Maßnahmen sind in der Tabelle auf den Seiten 24–25 beschrieben.

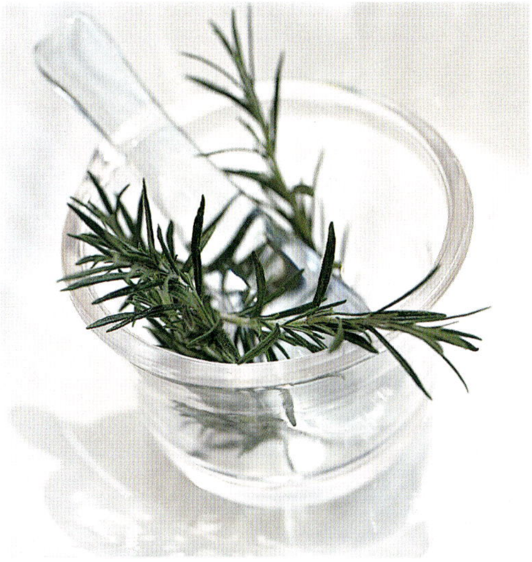

Präventivmaßnahmen

Es ist doch viel besser, sich von vorneherein um die tiefer liegenden Strukturen zu kümmern, dadurch Faltenbildung zu vermeiden und das natürliche Fundament zu erhalten. Für das Gesicht bedeutet das zweierlei: Die Muskeln müssen fit und stark sein und das umliegende Bindegewebe muss entspannt und geschmeidig sein. Es wird mit einer ganzen Reihe von Geräten geworben, die genau dies tun sollen: von vibrierenden Masken für den Hausgebrauch bis hin zu elektrischen Sonden, welche die Kosmetikerin anwendet. Doch genauso gute – und länger anhaltende – Ergebnisse kann man mit ein paar Hausaufgaben und täglicher Pflege daheim auch erzielen. Alles, was Sie dazu brauchen, sind zwei Hände, ein paar Tropfen Öl, einen Spiegel und ein wenig Engagement.

Wenn Sie lediglich Gesichtsmassagen und einige Übungen ausführen, sehen Sie bereits über längere Zeit jünger aus als die meisten Menschen. Wenn Sie dem noch einen inneren Frühjahrsputz und eine gesunde Ernährung hinzufügen, wird Ihr Teint richtig aufblühen. Wässern Sie das Gesicht regelmäßig von außen und innen, um seine Frische zu erhalten.

Eine 10-Minuten-Übung

Das Üben dauert nicht länger als zehn Minuten täglich und kann Sie um zehn Jahre verjüngen. Außerdem sparen Sie die Zeit, die Sie ansonsten damit verbracht hätten, in den Regalen der Kosmetikabteilungen nach der schwer auffindbaren Antifalten-Creme oder dem Festigungs-Gel zu suchen, die versprechen, den Zahn der Zeit zu überdecken. Anstatt eine Grundierung zu kaufen, um Ihre Haut abzudecken, bauen Sie sich eine natürliche Grundierung mithilfe von kräftigen Muskeln auf. Anstatt Ihre Zeit in die Suche nach der ultimativen Creme gegen Krähenfüße zu stecken, verwenden Sie sie für Augenübungen. Statt einen neuen Rougepinsel zu kaufen, werden Sie einen rosigen Teint bekommen, indem Sie die Durchblutung im Gesicht fördern. Anstatt für eine Hightech-Feuchtigkeitscreme tief in die Tasche zu greifen, drehen Sie einfach den Wasserhahn auf. Und anstatt Fältchen abzudecken, werden Sie sie durch sanfte Massage los. Es gibt natürlich auch viele andere Dinge, die Sie in dieser Zeit machen könnten, zum Beispiel Rasen mähen, Staub wischen oder kochen. Aber die Resultate dieser Tätigkeiten halten nicht lange an. Nehmen Sie sich die Zeit für eine Fünf-Minuten-Übung, bestehend aus vier Minuten Massage und einer Minute Reinigung, und das Ergebnis sehen Sie noch ein Jahr später im Spiegel.

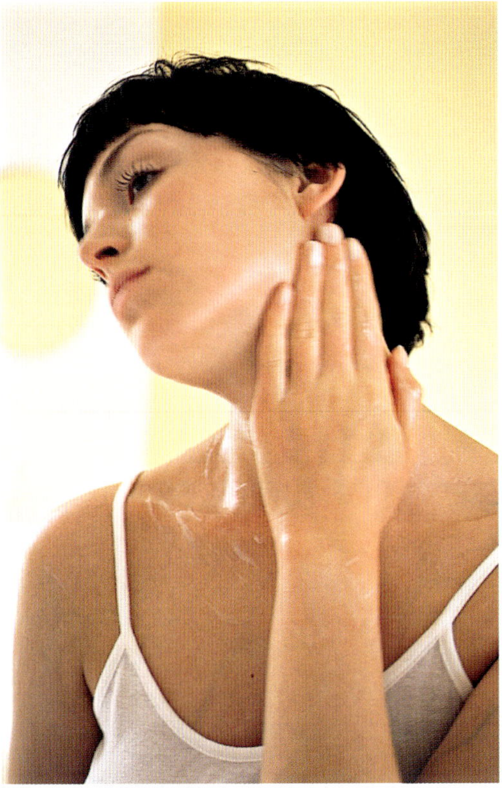

Mit diesem Programm erfahren Sie natürlich nicht den Luxus des Verwöhntwerdens durch eine professionelle Kosmetikerin und Sie haben auch keine glitzernden Verpackungen, die Ihr Badregal schmücken. Aber Sie werden einen Teint bekommen, der Ihr Alter Lügen straft.

Behandlungsmethoden und ihre Vor- und Nachteile

Was passiert	Vorteile	Nachteile
Bei einem **Facelifting** wird die Haut aufgeschnitten, angehoben und anschließend wieder über das Gesicht gezogen. Überflüssige Haut wird abgeschnitten. Die Muskeln können gleichzeitig angehoben und leichter gemacht werden. Teile bestimmter Muskeln können auch angehoben werden, um weitere Faltenbildung zu verhindern.	Verbessert die Gesichtsform und entfernt oberflächliche Falten. Sobald die Blutergüsse und Narben schwächer geworden sind, sieht man sofort eine Verbesserung, die zwischen sechs und zehn Jahren hält. Man kann auch mit einer kleineren Operation nur bestimmte Gesichtspartien korrigieren. Meistens handelt es sich hierbei um ein Lifting der Augenbrauen oder Augen.	Wenn dieser Vorgang wiederholt ausgeführt wird, verringert sich die Bewegungsmöglichkeit des Gesichts. Außerdem besteht ein geringes Risiko einer Nervenbeschädigung, die permanent sein kann. Wenn die Haut beim Liften sehr fest gezogen wird, ergibt sich ein Maskeneffekt. Die Oberfläche der Haut ist verkleinert, daher kann sie nicht mehr so gut wichtige Nährstoffe und Luft zirkulieren.
Mit einer **Laserbehandlung** entfernt man die Oberhaut und Teile der Lederhaut mit einem Hochleistungsenergiestrahl.	Man kann sehr genau auf einzelne Falten abzielen und die Tiefe der Ablation kann exakt mithilfe von Vergrößerungsgeräten gesteuert werden. Funktioniert bei kleinen Falten wie Krähenfüßen und Falten über der Oberlippe sehr gut.	Zehn Tage lang schmerzt die Haut, ist geschwollen und mit einer Kruste bedeckt. Die Haut ist danach drei bis sechs Monate rosa, bevor sie wieder ihre normale Farbe bekommt. Es besteht das Risiko unregelmäßiger Pigmentierung, besonders wenn das Gesicht regelmäßig der Sonne ausgesetzt wird. Wirkt nicht sehr gut bei tiefen Falten. Empfindlichkeit gegenüber Kosmetika kann höher werden. Grenzlinien können bei unsachgemäßer Behandlung sichtbar sein.
Bei der **Dermabrasion** werden mithilfe einer sich drehenden Drahtbürste oder einem Diamantrad die Oberhaut und der obere Teil der Lederhaut entfernt. Dabei werden Linien und kleine Falten entfernt. Die abgeschürfte Haut wächst mit neuem Kollagen und Elastin nach.	Wirkt gut bei tiefen Falten an der Oberlippe.	Hat die gleichen Nachteile wie die Laserbehandlung. Hinzu kommen Blutungen. Die Wirkung der Dermabrasion hält nur eine paar Monate an.
Beim **chemischen Peeling** wird eine abschürfende säurehaltige Paste auf die Gesichtshaut aufgetragen. Diese entfernt die Oberhaut und neue Haut wächst nach.	Kann mit unterschiedlichen Pasten und je nach Faltenstärke in unterschiedlicher Tiefe gemacht werden. Das leichteste und beliebteste Peeling ist das Alpha-Hydroxy-(Frucht-)Säure-Peeling. Es geht sehr schnell und ist weniger schmerzhaft, aber das Ergebnis ist auch weniger großartig. Ein Phenol-Peeling ist wirkungsvoller, reduziert aber oft die Pigmentierung.	Die Paste muss innerhalb von 24 Stunden dreimal angewendet werden. Das Entfernen der Paste ist sehr schmerzhaft. Bei einem leichten Peeling ist die Haut bis zu einen Monat lang rot, schuppig und geschwollen. Bei einem tiefen Peeling dauert das mehrere Monate. Pigmentzellen an der Oberfläche werden zerstört, sodass durch Sonneneinwirkung Pigmentationsprobleme auftreten können. Eignet sich nicht für den Nacken, der sehr schlecht heilt.

Was passiert	Vorteile	Nachteile
Bei **Kollageneinspritzungen** wird tierisches Kollagen in die Falten gespritzt. Die Falten werden sofort ausgefüllt und in den folgenden Monaten wird die körpereigene Produktion von Kollagen angeregt.	Es entstehen keine Narben und die Wirkung ist sofort sichtbar. Es kann allerdings sein, dass ein paar Stunden nach der Behandlung rote Pickel auftreten.	Hält höchstens ein paar Monate. Oft benötigt man bis zu drei Einspritzungen. Es können allergische Reaktionen auftreten. Vier Stunden nach der Behandlung darf man die Gesichtsmuskeln nicht anspannen.
Bei **Fetteinspritzungen** wird unter lokaler Betäubung Fett aus dem Bauch oder Oberschenkel entfernt. Blut und überflüssige Flüssigkeit werden entfernt und nur die Fettzellen eingespritzt. Um das neue Fett herum bildet sich Kollagen.	Eignet sich für tiefe Falten. Allergische Reaktionen treten nicht auf.	Es müssen viele Fettzellen eingespritzt werden und das Gesicht ist wochen- oder sogar monatelang rot und ungleichmäßig. Diese Einspritzung ist teurer als die mit Silikon oder Kollagen. Der Großteil des Fetts verschwindet nach ein paar Monaten wieder.
Bei der **Silikoneinspritzung** wird Silikon tief in die Falten gespritzt. Der Körper produziert um das Silikon herum Kollagen und füllt damit die Falten aus.	Die Wirkung hält ewig an, weil das Silikon im Gewebe bleibt. Eignet sich für Falten auf der Stirn und an der Mundpartie.	Es besteht das Risiko, dass das Silikon in andere Körperteile wandert. Deshalb wird diese Behandlung oft nicht mehr angeboten. In den USA ist sie bereits verboten.
Bei der Faltenbehandlung mit **Botox** wird Botolinumtoxin in den Muskel gespritzt, um ihn lahmzulegen. Dadurch können die Falten nicht tiefer werden.	Eignet sich besonders für Stirnfalten. Wird meistens bei dem Muskel angewendet, der fürs Stirnrunzeln verantwortlich ist.	Schränkt die Ausdrucksmöglichkeit des Gesichts ein. Hält nur drei bis vier Monate an.

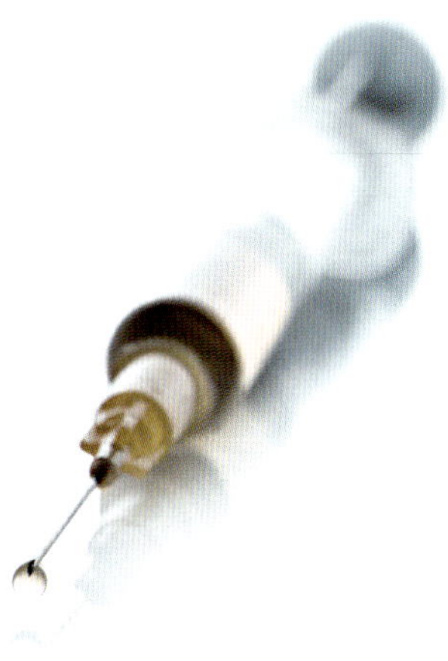

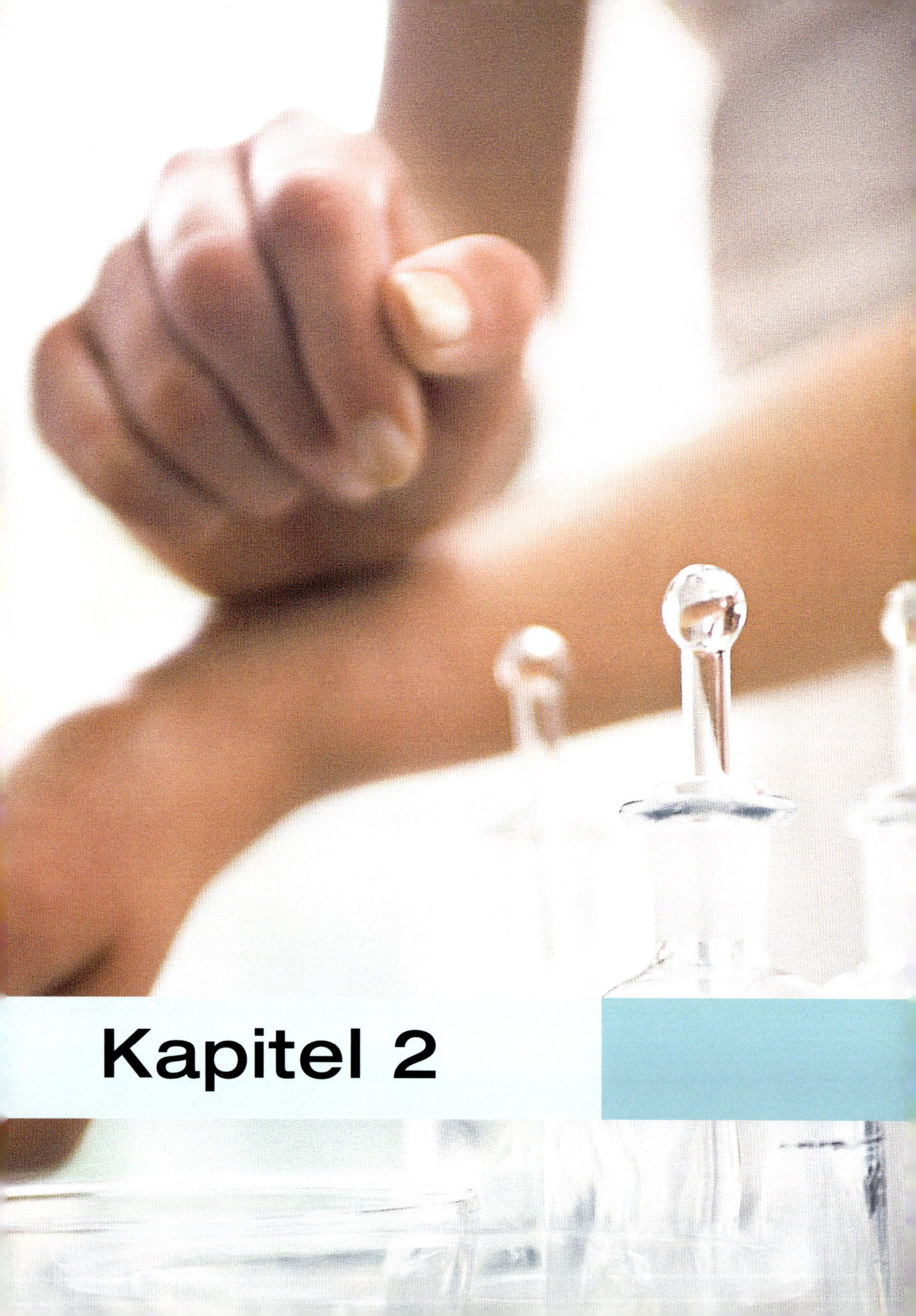

Kapitel 2

Die Gesichtsmassage

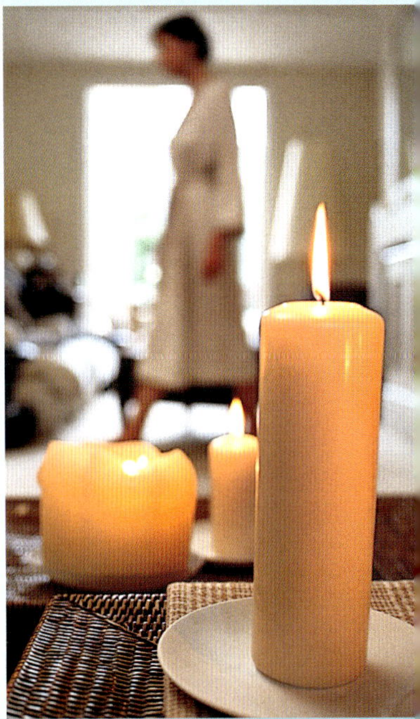

Meridiane und Magie

Wenn Sie sich einen Finger in der Tür eingeklemmt haben, halten Sie den Finger – nach einem lauten Fluch – instinktiv ganz fest umklammert. Wenn Sie ein Kind, das gestürzt ist, auf den Arm nehmen, werden Sie die verletzte Stelle sanft reiben. Wenn Ihnen eine Katze auf den Schoß springt, streicheln Sie sie automatisch – es sei denn, Sie sind allergisch gegen Katzen.

Berührung ist ein Urinstinkt, der ganz konkrete positive körperliche Wirkungen auslöst. Wenn Sie auf einen Körperteil leichten Druck ausüben, erhöht das die Durchblutung. Wenn man einen Menschen sanft umarmt, entspannt sich dieser.

Trotzdem berühren wir unser Gesicht sehr selten. Wir spielen allemal, eher unbewusst, an einem Pickel herum oder legen tief in Gedanken die Hand an die Stirn, aber wir berühren unser Gesicht nicht auf wohltuende und pflegende Art und Weise. Es wird vielmehr wie ein Schmuckstück behandelt, an dem wir verschiedene dekorative und konservierende Rituale ausführen. Wir wissen also sehr gut, wie unser Gesicht aussieht – oft zu gut. Aber es würde nur sehr wenigen Menschen gelingen, ihr eigenes Gesicht allein über die Berührung zu identifizieren, wenn es technisch möglich wäre, uns eine exakte Kopie zum Anfassen vorzuhalten.

Das ist eigentlich sehr schade, da unser Gesicht – genau wie andere Körperteile – sehr positiv auf Berührung reagiert. Es ist sogar noch sensibler, da es sehr viele empfindliche Muskeln und Nervenenden besitzt. Wenn Sie einen Tritt gegen das Schienbein bekommen, ist nicht sofort klar, ob das ein Fuß war oder nur das Tischbein. Jegliche Berührung im Gesicht wird hingegen ganz genau wahrgenommen. Wenn das Gesicht sanft berührt wird, reagiert es positiv.

Heilende Hände

Genau wie das Gesicht haben auch die Fingerspitzen sehr viele Nervenenden, die den Fingern eine ausgeprägte Empfindsamkeit verleihen. Manche Masseure glauben, dass die Hände besonders dazu geeignet sind, die magnetischen Kräfte des Körpers freizusetzen. Dieser Gedanke kommt auch in der fernöstlichen Medizin zum Tragen. Damit bilden Gesicht und Hände ein geradezu ideales therapeutisches Team.

In der traditionellen chinesischen Medizin geht man sogar noch weiter und schließt die Zehen mit ein. Bei der Akupressur wird davon ausgegangen, dass der Körper ein Netzwerk von Energiekanälen – Meridiane genannt – besitzt. An strategischen Stellen entlang der Meridiane gibt es Punkte, welche die Schlüssel zur Freisetzung von Energie sind. Viele Meridiane laufen durch den ganzen Körper und enden in den Füßen oder im Gesicht – beides besonders empfindsame Körperstellen.

Es gibt verschiedene Wege, wie eine Berührung entspannend auf das Gesicht wirken kann. Wenn Ihre Hauptsorge die alternde Haut ist, ist für Sie hauptsächlich das Bindegewebe von Interesse. Das Bindegewebe befindet sich zwischen den Schichten der Lederhaut und den Muskeln (s. auch Abbildung S. 14). Es besteht aus mehr elastischen Fasern als das Bindegewebe an anderen Stellen im Körper und sollte daher sehr dehnbar und elastisch sein. Aber Verspannungen und zum Teil auch das Altern machen es weniger flexibel. Der Raum zwischen den Bindegewebsfasern wird von einer gelatineartigen Substanz ausgefüllt. Im Laufe der Zeit werden die Molekülketten, die diese Substanz bilden, zusammengebunden. Weil diese dann weniger elastisch sind, wird der gelatineartige Stoff härter und steifer. Das hat Auswirkungen auf die Muskeln, die dadurch weniger Platz haben, um sich zu bewegen. Eine Verminderung der Muskelbeweglichkeit hat vier negative Folgen:

- Der Muskel kann sich nicht mehr so dehnen und wieder entspannen.
- Die Möglichkeiten für Übungen sind eingeschränkt. Deshalb sollte man, wenn Verspannungen ein Problem sind (und bei wem sind sie das heutzutage nicht?), vor dem Gesichtstraining erst eine Gesichtsmassage machen.
- Die Steifheit der Gesichtsmuskeln führt dazu, dass sich immer wiederkehrende Alltagsmimik im Gesicht stärker festsetzt. Bei unserem Lebensstil prägen sich leider oft Stress und Belastung im Gesicht in Form von Linien und Falten ein.
- Die Steifheit des Bindegewebes wirkt sich am meisten auf die feinen Muskeln aus, welche die Bewegungen der Lippen und der Augen steuern. Dort ist die Haut am dünnsten und mit den wenigsten Talgdrüsen ausgestattet. Daher entstehen hier am ehesten Falten, egal was Sie für ein Gesicht ziehen.

Durch leichte Massage wird das Bindegewebe gelockert. Dadurch wird für die Muskeln mehr Platz geschaffen, um sich zu dehnen und zu entspannen (s. Fingerspitzen-Facelifting auf S. 135).

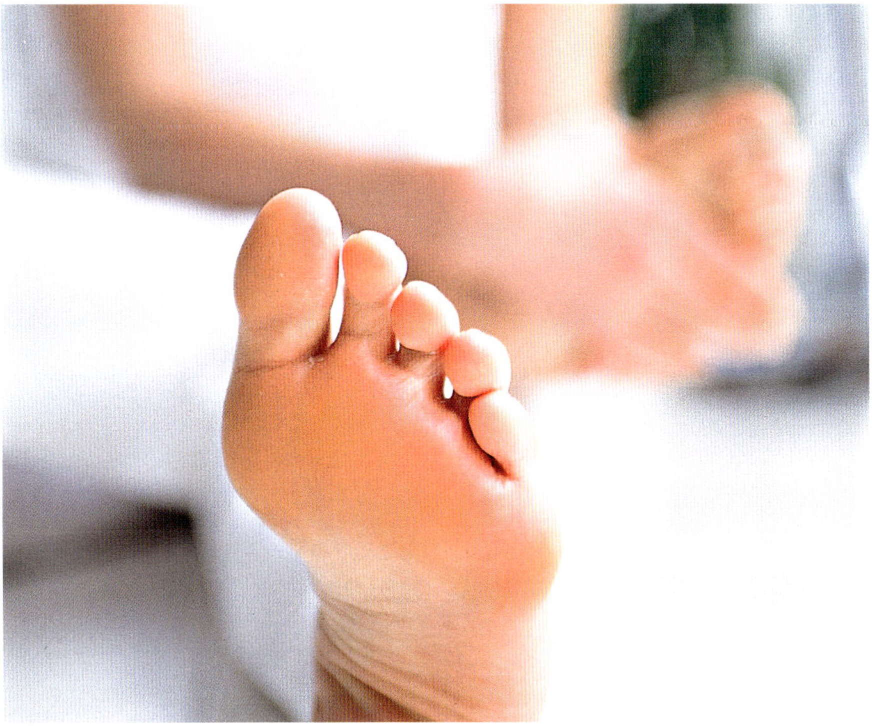

Das Leben ist ins Gesicht geschrieben

Verspannungen manifestieren sich an verschiedenen Stellen des Gesichts, meistens jedoch an Kiefer, Stirn und Augen. Manchmal sind sie so deutlich, dass man sie auf den ersten Blick sehen kann: Ein permanent vorspringendes Kinn, hochgezogene Augenbrauen oder eine gerunzelte Stirn sowie zusammengekniffene Augen sind typische Beispiele. Daher überrascht es nicht, dass sich die Beschwerden später im Leben meistens um Hängebacken, Doppelkinn, Sorgenfalten und Stirnfurchen, Hängelider und Augenfältchen drehen.

Verspannungen hinterlassen ihre Spuren

Verspannungen können sich überall und in jedem Gesicht manifestieren: Es hängt vom Charakter, lebenslangen Gewohnheiten und sogar vom ausgeübten Beruf ab. Wenn sich Verspannungen wiederholt über Jahre hinweg an den gleichen Stellen ablagern, werden sie schließlich zu Falten. Sie stellen einen Spiegel unserer Lebenseinstellung, unserer Lebensgeschichte und unseres Alters dar. Je früher Sie sich darüber bewusst werden, wo sich Ihre Ängste manifestieren, desto leichter können Sie die negativen Auswirkungen auf die Haut sichtlich verringern.

Anspannung und Stress kann man kaum vermeiden. Es gibt wohl keinen Menschen, der nicht gelegentlich die Stirn runzelt. Doch durch sanfte Massage lockern sich die Muskeln und haben mehr Bewegungsfreiheit. Dadurch können sie nach der Anspannung leichter wieder in ihre Ausgangsposition zurückgehen. So haben Falten weniger Gelegenheit, sich in der Haut einzugraben.

Sobald Sie die verspannungsbedingten Falten aus Ihrem Gesicht getilgt haben, wird Ihr Teint frischer und Ihr Gesichtsausdruck entspannter. Und wie bei allen körperlichen und psychologischen Therapien verstärkt sich auch hier die Wirkung mit der Zeit, sodass wiederholte Selbstbehandlung Sie bald um Jahre jünger aussehen lässt.

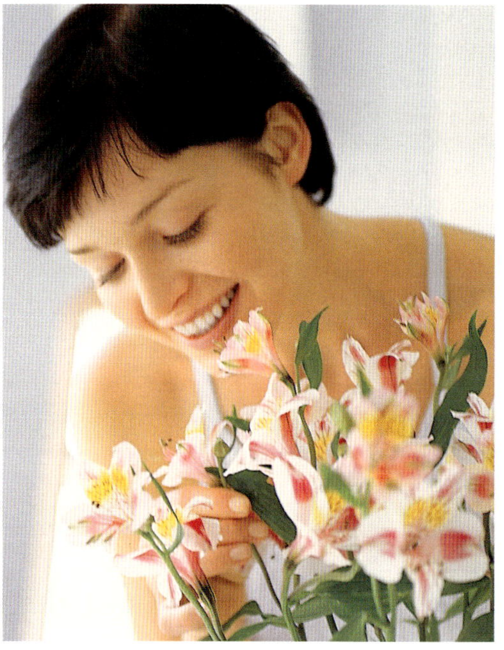

Achten Sie auf Verspannungen im Gesicht

Sie können zwar nicht die Auslöser für die täglichen Verspannungen loswerden, aber Sie können sich ihrer bewusst werden. Meistens geschieht es unbewusst, wenn wir die Stirn runzeln, die Zähne zusammenbeißen oder den Mund verziehen. Ein Grund dafür, dass sich die Anspannung im Gesicht festsetzt, ist, dass wir unsere Gefühle immer mit der gleichen Mimik ausdrücken.

Wenn Sie sich mehr über Ihre Mimik bewusst sind, können Sie Muskelverspannungen verringern und damit den Schaden, den die Haut nimmt, sichtlich begrenzen.

Auch psychologisch hat das positive Auswirkungen. Wie viele Anhänger alternativer Therapien bestätigen, gibt es eine enge wechselseitige Beziehung zwischen Körper und Seele. Lachen Sie also, anstatt die Stirn zu runzeln, selbst wenn es Ihnen schwerfällt! Dadurch wird die Ausschüttung von stimmungsaufhellenden Chemikalien wie Endorphinen und Serotonin im Gehirn gefördert. Wenn Sie wahnsinnig viel Arbeit haben und einen sehr knappen Abgabetermin, ist Ihnen sicher nicht zum Lachen zumute, aber versuchen Sie wenigstens, nicht die Stirn zu runzeln, das hilft auch schon.

Wie immer, wenn man etwas tun soll, was nicht im Einklang mit der momentanen Stimmung steht, hilft es, ein paar Methoden parat zu haben. Versuchen Sie Folgendes:

- Wenn Sie spüren, dass sich das Gesicht verspannt, fragen Sie sich, welchen Zweck Ihre Angst oder Unruhe jetzt erfüllt. Wenn Ihre Gefühle einen guten Grund haben, sollten Sie handeln, und zwar so, dass Sie diese Gefühle loswerden. Falls die Gefühle nicht gerechtfertigt sind, atmen Sie ganz bewusst tief ein und aus. Konzentrieren Sie sich auf die Atmung und versuchen Sie, Ihre Gedanken auf das nächste positive Vorhaben zu richten.
- Beobachten Sie die unbewussten Grimassen Ihrer Mitmenschen. Ob sie nun an der Kasse stehen, einem Bus hinterherrennen oder schweres Gepäck schleppen – meistens haben die Leute einen negativen Ausdruck im Gesicht. Durch Beobachtung anderer werden Sie sich Ihres eigenen Gesichtsausdrucks viel bewusster.
- Wenn das alles nichts bringt, kleben Sie sich ein Stück Klebestreifen zwischen die Augenbrauen. Sie können dann nicht unbemerkt die Stirn runzeln, weil der Klebestreifen sich kräuselt oder abgeht und Sie dadurch aufmerksam macht.

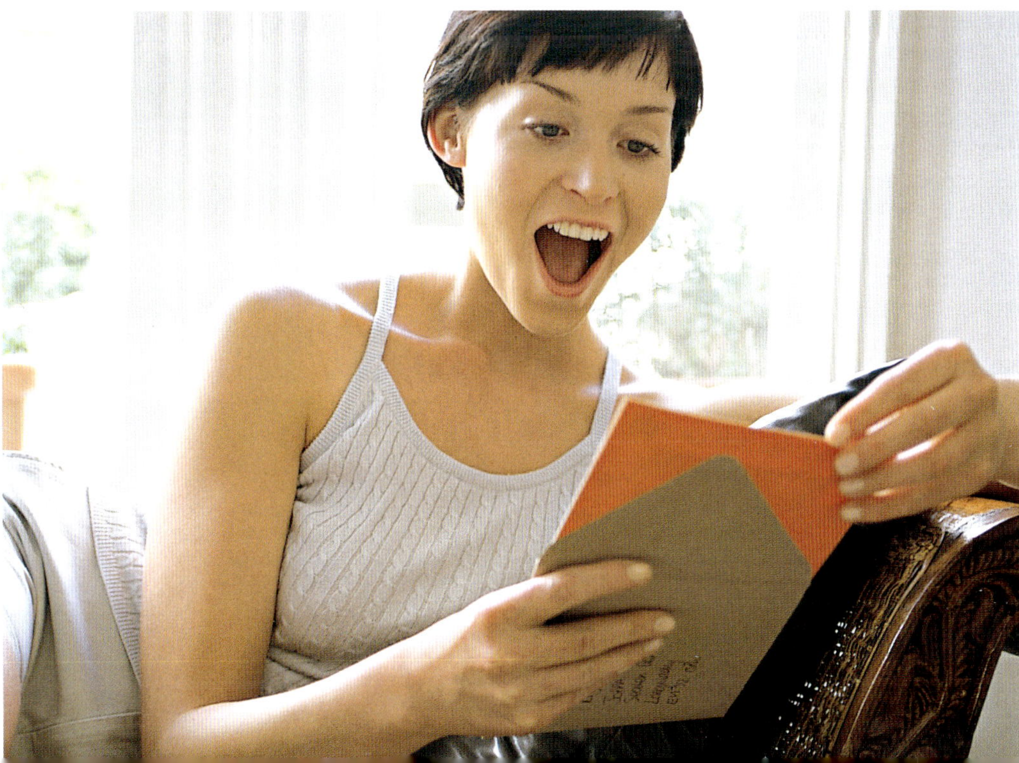

Die positive Wirkung der Gesichtsmassage

Blicken Sie gleich nach dem Aufstehen in den Spiegel – wenn Sie sich trauen. Und was sehen Sie? Ein Gesicht, das blasser, aufgedunsener und faltiger ist als normalerweise. Für einige der Falten können Sie das Kissen verantwortlich machen. Die fehlende Gesichtsfarbe und Tönung haben aber herzlich wenig mit der Bettwäsche zu tun. Sie sind das Ergebnis der geringeren Durchblutung während des Schlafens.

Wenn der Körper ruht, verlangsamen sich die Körperfunktionen, die Blut und Gewebeflüssigkeit durch den Körper pumpen. Der Herzschlag wird langsamer, der Blutdruck senkt sich und die Gewebeflüssigkeit tröpfelt praktisch nur noch durch den Körper.

Lymphe

Obwohl ihr wesentlich weniger Aufmerksamkeit geschenkt wird als der Durchblutung, ist die Lymphzirkulation für die Gesundheit sehr wichtig und sie hat großen Einfluss auf die Beschaffenheit der Haut. Die Blutgefäße transportieren Nährstoffe und Sauerstoff durch den Körper, während die Lymphgefäße die Abfallstoffe abtransportieren. Sie funktionieren wie ein internes Abwassersystem, das die Giftstoffe aus dem Gewebe entfernt. In der Nacht, wenn der Körper ruht, sammeln sich mehr Giftstoffe an. Ein aufgedunsenes Gesicht am Morgen – besonders um die Augen – ist nur eines von den offensichtlichen Anzeichen. Die morgendliche Blässe weist auf die verlangsamte Durchblutung während des Schlafens hin. Nicht nur der Schlaf reduziert die Zirkulation. Bewegungsmangel, schlechte Ernährung, flache Atmung, Umweltverschmutzung – alles Gefahren der heutigen Zeit – führen zu einer Verringerung des Lymphabflusses und zu schlechterer Durchblutung.

Durch Massage kann man beidem Starthilfe leisten. Ein rosiger Teint ist das Zeichen von verbesserter Durchblutung. Eine Beschleunigung der Lymphbewegung ist nicht so offensichtlich, aber wenn unser Gesicht eine bessere Farbe hat, wurde auch die Lymphe stimuliert, da die Gefäße nahe an der Hautoberfläche sind (s. S. 88 – 89).

Langfristig zeigt sich ein gesundes Lymphsystem in einem widerstandsfähigen Immunsystem und einer gesunden Gesichtsfarbe. Im Hals befinden sich sehr viele Lymphdrüsen. Daher sieht man jede Verbesserung des Lymphflusses sofort im Gesicht.

Eine sanfte Berührung

Die Gesichtsmuskeln sind extrem empfindlich. Das kommt daher, dass sie (außer dem Stirnmuskel, M. frontalis, s. S. 65) nur an einem Ende mit einem Knochen verbunden sind. Das andere Ende ist mit Bindegewebe und Muskeln verbunden. So ist beispielsweise der Muskel unter dem Auge, der sich beim Blinzeln zusammenzieht, oben mit dem Knochen verbunden und unten mit Hautgewebe.

Ganz anders verhält es sich mit allen anderen Muskeln im Körper, die an beiden Enden fest verbunden sind, was ihnen eine stabile Basis und damit mehr Widerstandskraft verleiht – auf Kosten von Flexibilität und Bewegungsfreiheit. Genau diese Flexibilität und Bewegungsfreiheit ermöglichen den Gesichtsmuskeln die vielen verschiedenen Gesichtsausdrücke. Das bedeutet aber auch, dass die Gesichtsmuskeln durch zu starke und zu häufige Beanspruchung überstrapaziert werden können. Massage kann positiv darauf einwirken. Falls aber zu fest oder zu oft massiert wird, kann das zur Verlängerung der Muskeln führen.

Verlust von Dehnbarkeit

Das ist für junge Muskeln noch kein Problem: Sie sind genauso stark und beweglich wie neue Gummibänder und schnellen nach der Dehnung kraftvoll in ihre Ausgangsposition zurück. Doch die Elastizität der Haut wird im Laufe der Zeit geringer, auch wenn es bei den Menschen individuell unterschiedlich ist. Früher oder später ähneln die Gesichtsmuskeln eher den trockenen, brüchigen Gummibändern, die Sie in der untersten Schreibtischschublade finden.

Bleiben wir beim Gummiband: Wenn man das Band bis zum Anschlag in die Länge zieht, geht es entweder in seine ursprüngliche Form zurück oder aber es reißt. Ähnlich werden im Laufe der Jahre die dehnbaren Fasern des Bindegewebes und der Muskeln weniger widerstandsfähig. Auch wenn sie dazu bestimmt sind, sich zu dehnen, können sie überstrapaziert werden und schließlich reißen. Das tut zwar nicht weh, ist aber irreparabel. Andere Fasern, die mit den kaputten verflochten sind, werden ihre Arbeit weiterhin tun, sodass man nicht viel Bewegungsfreiheit verliert.

Aber der Teint ist nicht mehr so rein. Diese winzigen Risse im unteren Gewebe zeigen sich als Fältchen auf der Hautoberfläche. Daher muss man die Empfindlichkeit älterer Muskeln und Gewebe berücksichtigen, wenn man die Gesichtshaut von Erwachsenen behandelt. Die Kopfhaut ist ganz anders beschaffen und kann ohne Probleme rigoros massiert werden – dies wirkt sich auch positiv auf das Gesicht aus (s. S. 139). Empfindliche Haut, die normalerweise hell und trocken ist, muss aber mit großer Vorsicht massiert werden. Sie ist empfänglicher für oberflächliche Schäden, die zu sogenannten „geplatzten" Venen führen können (Diese sind nicht wirklich geplatzt, sondern liegen nur dichter unter der Oberfläche und sind daher besser sichtbar.). Man sollte für die Massage von empfindlicher Haut kein zähflüssiges Öl verwenden, weil es in die feinen Poren eindringen und sie verstopfen kann.

Zusätzliche Vorteile von Massage

Die leichte Berührung durch Massage hat einen weiteren Vorteil: Sie stimuliert das parasympathische Nervensystem. Dieses System löst Funktionen aus, die mit Entspannung in Verbindung stehen: langsame Atmung, niedriger Blutdruck, gemäßigter Herzschlag, geringere Adrenalinzirkulation und außerdem die Produktion von stimmungsverbessernden Endorphinen.

Abgesehen von der direkten Wirkung auf verspanntes Gesichtsgewebe kann eine sanfte Massage eine sofortige beruhigende Wirkung auf den ganzen Körper haben. Es passiert öfter mal, dass jemand bei einer Massage einschläft.

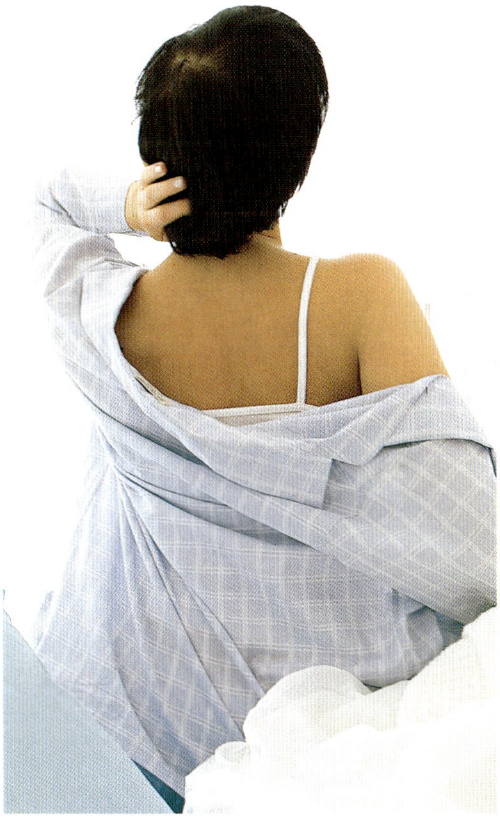

Ideale Bedingungen für eine Massage

Massage soll gegen Verspannungen in Körper und Seele wirken und auf beiden Ebenen Erleichterung bringen. Man kann die Wirkung einer Massage maximieren, indem man sich eine Atmosphäre schafft, die körperliche und geistige Entspannung fördert.

Das heißt aber nicht, dass man die Fenster mit bunten Stoffen verhängen, Räucherstäbchen anzünden und indische Musik hören muss. Diese schon fast klischeehaften Stimmungsmacher mögen für manche Leute hilfreich sein, es ist aber nicht wirklich etwas Besonderes daran. Es sind einfach Methoden, die das parasympathische Nervensystem ansprechen, sodass Körper und Seele entspannen können.

Wichtig ist, dass Sie eine Umgebung für sich selbst schaffen, in der Sie Massage als entspannend und nicht als stimulierend empfinden. Die vier wichtigsten Aspekte sind folgende:

Beleuchtung

Menschen schlafen nachts besser als am Tag, weil es dunkel ist. Dunkelheit wirkt auf den Hypothalamus, ein primitiver Teil des Gehirns, um die Wachsamkeit zu verringern. Wenn die Augäpfel nicht entspannt sind – was selten der Fall ist, da sie Signale empfangen und diese schneller ans

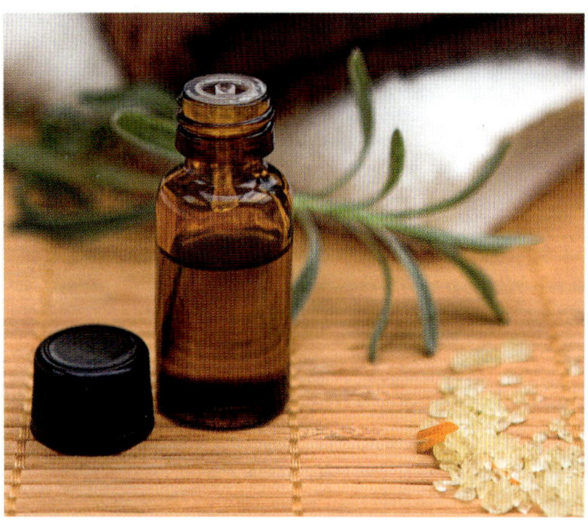

Gehirn weitergeben, als jedes andere Sinnesorgan – sind die umgebenden Muskeln auch gestresst. Wenn Sie die Massage also tagsüber machen, ziehen Sie die Vorhänge zu. Wenn es dunkel ist, lassen Sie nur ein kleines Nachttischlämpchen an.

Geräusche

Geräusche sind ein starkes Nervenreizmittel und erhöhen den Adrenalinspiegel im Blut. Studien haben bewiesen, dass Umweltlärm und mit Stress verbundene Krankheiten in den letzten 15 Jahren gleichermaßen angestiegen sind. Daher sollten Sie idealerweise die Massage im ruhigsten Zimmer der Wohnung machen. Musik dürfen Sie allerdings anmachen, die kann eine stark beruhigende Wirkung haben.

Gerüche

Gerüche wirken sich direkt auf das limbische System aus. Das ist ein primitiver Teil des Gehirns, der unbewusst arbeitet. Es ist besser, wenn kein Geruch vorhanden ist, als dass ein schlechter Geruch in der Luft liegt. Wenn Sie einen Duft schaffen, der für Sie beruhigend wirkt, können Sie die entspannende Wirkung einer Massage erhöhen.

Die beste Methode, einen angenehmen Duft zu verbreiten, ist mithilfe von ätherischen Ölen. Es gibt viele verschiedene Öle mit beruhigender Wirkung, da ist für jeden Geschmack etwas dabei. Geruch ist eine sehr individuelle Sache und manche Öle mögen Sie vielleicht überhaupt nicht. Zu den beliebtesten Duftölen der Masseure gehören Lavendel, Bergamotte, Sandelholz und Ylang-Ylang (s. S. 42–43). Es gibt auch eine große Auswahl an Duftlampen, von ganz schlicht bis aufwendig verziert.

Temperatur

Wohnungen mit Zentralheizung sind oft zu warm. Das führt nicht nur zu schlechter Durchblutung, sondern trocknet auch die Haut aus. Allgemein gilt, dass Wohnräume nicht wärmer als 18,5° C sein sollten. Für eine Massage sollte es allerdings etwas wärmer sein. Wenn Ihnen kalt ist, können sich die Muskeln nicht entspannen. Wenn Ihr Zimmer nicht angenehm warm wird, ziehen Sie sich etwas Warmes und Bequemes an, zum Beispiel Skiunterwäsche.

Trotz aller erwiesener Vorteile reicht eine Massage – egal ob fernöstlich oder westlich, ob sanft oder kräftiger – allein nicht, um das Gesicht zu verjüngen. Wie jeder andere Körperteil muss auch die Gesichtsmuskulatur trainiert werden, um jugendlich vital zu bleiben.

Effektive Massage

- Bevor Sie beginnen, waschen und wärmen Sie die Hände. Durch Aneinanderreiben werden sie schnell warm.
- Bereiten Sie alles gut vor: Mixen Sie das von Ihnen gewünschte Öl zusammen. Ziehen Sie genügend Kleidungsstücke aus, dass Sie gut an Nacken und Schultern kommen. Am besten wickeln Sie sich in ein großes Handtuch.
- Wenn Sie Massageöl verwenden, geben Sie es in die Hände, niemals direkt ins Gesicht.
- Massieren Sie immer kreisförmig nach oben und außen, sodass die Muskeln keinesfalls nach unten gezogen werden.
- Wenden Sie leichten Druck an, sodass die Finger glatt über die Haut streichen. Wenn Sie unter der Haut Knochen oder Muskeln spüren, haben Sie zu fest massiert.
- Verwenden Sie nur eine kleine Menge Öl, sonst wird die Haut zu glatt und Sie können nicht mehr gut mit den Fingern massieren.

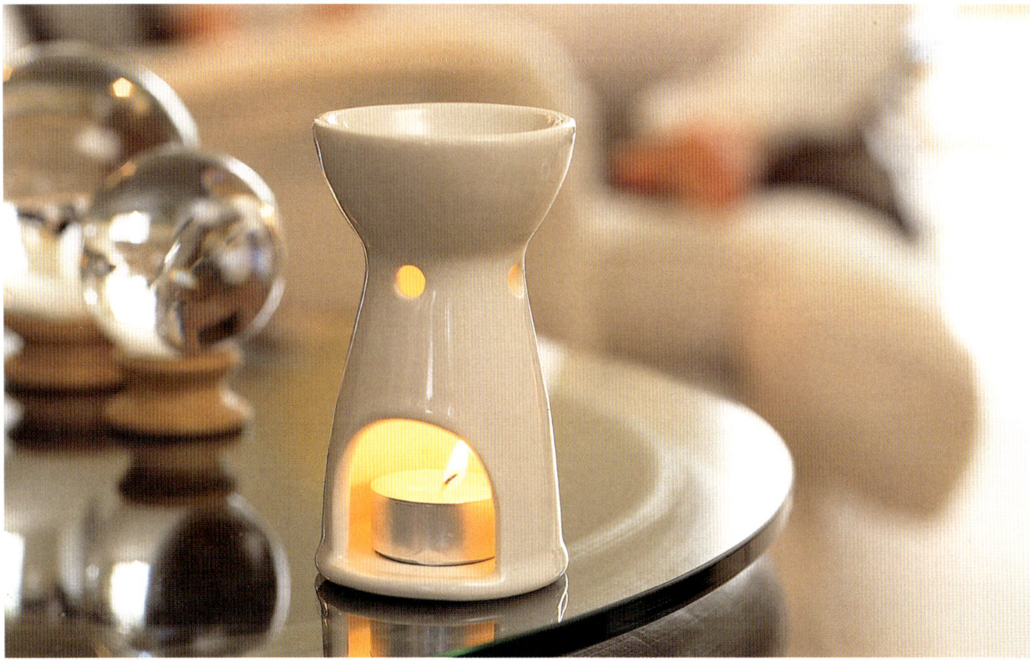

Ölen Sie sich mal richtig ein

Pflanzenöle waren schon immer ein essenzieller Bestandteil der Hautpflege. Die alten Ägypter haben sich alles Mögliche ins Gesicht gerieben, von Rizinus- bis Salatöl, alles in bunten Glasphiolen aufbewahrt. Die Engländer importierten schon im 16. Jahrhundert Büffelöl für die Körperpflege. Zu Zeiten von Königin Victoria war Mandelöl der Favorit der Reichen, während die Ärmeren mit Hammelfett vorliebnehmen mussten.

Allen diesen Ölen ist gemeinsam, dass man sie sowohl in der Küche als auch im Bad benutzt. Reine Pflanzenöle können die Haut besser nähren und mit Feuchtigkeit versorgen als andere Fette, weil sie besser aufgenommen werden und dabei die Haut erwärmen, was die Aufnahme wiederum optimiert.

Diese Öle können die natürlichen Öle der Haut, die im Laufe der Zeit weniger werden, nicht ersetzen. Sie müssen dafür sorgen, dass Sie genügend Öl durch die Nahrung aufnehmen, um die hauteigenen Öle zu erhalten (s. S. 108–109). Aber natürliche Pflanzenöle können die Haut pflegen und bis zu einem gewissen Grad den Austrocknungsprozess verlangsamen, indem sie das Entweichen von Feuchtigkeit reduzieren. Zwar kann jedes Öl die Poren empfindlicher und überstrapazierter Haut verstopfen, aber Pflanzenöle legen keinen isolierenden Film auf die Haut und haben keinen negativen Einfluss auf die hauteigene Ölproduktion.

Öl und Massage

Viele Menschen glauben, dass Öl ein unabkömmlicher Bestandteil einer Massage ist. Beim Gesicht ist das nicht unbedingt der Fall. Manche Menschen produzieren über die Talgdrüsen genügend Fett, sodass man mit den Fingern glatt über die Hautoberfläche streichen kann. Andere Menschen haben sehr empfindliche Haut und Öl kann zur Überhitzung des empfindlichen Gewebes führen, was wiederum die Poren zu weit öffnet. Manche Masseure sind der Meinung, dass das Öl den Kontakt zwischen Fingern und Gesicht verringert.

Wenn bei der Massage Öl verwendet wird, dient es in erster Linie dazu, eine glatte, geschmeidige Oberfläche zu schaffen, sodass die Haut während des Massierens nicht gezogen oder gedehnt wird. Im Prinzip kann man jedes Öl von Pflanzen oder Nüssen verwenden. Wenn Sie die unterschiedlichen kosmetischen Eigenschaften der Öle optimal nutzen wollen, suchen Sie sich ein für Ihren Hauttyp geeignetes Öl von der Tabelle auf den Seiten 42–43 aus.

Alle natürlichen Öle entfernen den Schmutz des Tages, ohne die Haut zu schädigen. Sie spenden der Haut dabei sogar noch Feuchtigkeit. Die Verwendung dieser Öle für eine Gesichtsmassage kann daher gleichzeitig der täglichen Reinigung und Gesichtspflege dienen.

Pflanzen- oder Mineralöle?

Kommerzielle Öle bestehen entweder überwiegend aus Mineral- oder Pflanzenöl. Auch wenn beide Öle „natürlich" sind, in dem Sinne, dass sie Produkte von natürlich vorkommenden Materialien sind, besitzen sie sehr unterschiedliche Eigenschaften und wirken sich deshalb auch unterschiedlich auf die Haut aus.

Mineralöle

Diese werden nicht von der Haut absorbiert. Sie kleben wie ein Plastikfilm an der Oberfläche der Oberhaut. Das verschließt die Poren zu 40 bis 60 % und entzieht damit der Haut lebenswichtigen Sauerstoff. Auch wenn das Öl die Wasserverdunstung etwas aufhält, erschwert es auch die Schweißabsonderung. Kurzfristig führt das zu Mitessern und Hautflecken. Langfristig verliert die Haut die Fähigkeit, selbst Fett zu produzieren.

Mineralöle enthalten – im Gegensatz zu Pflanzen- und Nussölen – keinerlei Nährstoffe, die der Haut nutzen. Sie sind jedoch bei Kosmetikherstellern sehr beliebt, weil sie selten allergische Reaktionen hervorrufen, in der Herstellung billig und lange haltbar sind. Pflanzen- und Nussöle werden hingegen schnell ranzig, besonders wenn sie mit Sauerstoff in Berührung kommen. Diese Oxidation kann allerdings durch die Zugabe von Vitamin-E-Öl, das ein natürliches Antioxidationsmittel ist, aufgeschoben werden.

Pflanzenöle

Sie schützen die Haut, ohne die Poren zu verstopfen, enthalten Fettsäuren und fettlösliche Vitamine. Viele dieser Öle werden relativ langsam von der Haut aufgenommen und haben somit eine langanhaltende Wirkung. Viele im Handel erhältliche Pflanzenöle sind jedoch heiß gepresst, ein Prozess, der ihre Nährstoffe zerstört. Besorgen Sie sich deshalb kalt gepresste Öle, die es in den meisten Bioläden und Reformhäusern gibt.

Es hängt vom Hauttyp ab, welches Pflanzenöl am besten geeignet ist. Allgemein kann man sagen: Für trockene Haut eignen sich Öle, die reich an gesättigten Fettsäuren sind. Diese Öle sind dickflüssiger und klebriger, werden damit langsamer absorbiert und reduzieren Feuchtigkeitsverluste effektiver. Für fettigere Haut eignen sich Öle mit einem hohen Anteil an mehrfach ungesättigten Fetten, die dünner sind und damit schneller von der Haut aufgenommen werden.

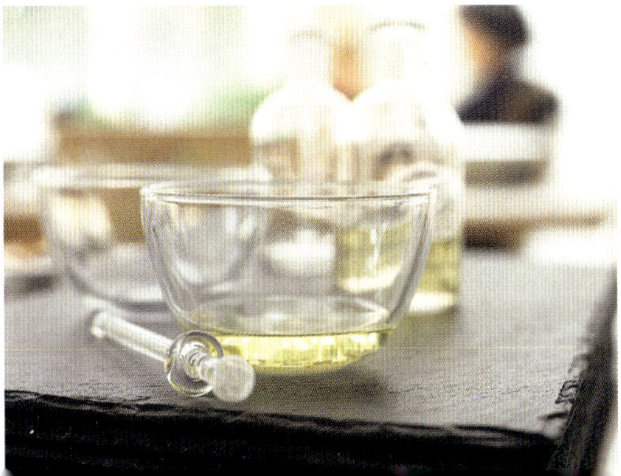

Wenn Sie nicht wissen, welcher Hauttyp Sie sind (trocken, normal oder fettig), geben Sie der Haut eine Woche frei. Verwenden Sie keine Feuchtigkeitscreme und keine Schminke und waschen Sie sich nur mit ganz milder Seife – dann wird die wahre Natur Ihrer Haut zum Vorschein kommen. Es kann ja durchaus sein, dass das Gesichtswasser Ihre Haut austrocknet, die Feuchtigkeitscreme die Poren verstopft oder die Grundierung leichte Hautreizungen hervorruft.

Sobald Sie wissen, was für ein Hauttyp Sie sind, probieren Sie eines der zu Ihrem Typ passenden Trägeröle von den Seiten 38–39 aus. Suchen Sie sich dann für den Duft ein ätherisches Öl von der Tabelle auf den Seiten 42–43 aus.

Warnhinweis: Verwenden Sie ätherische Öle immer mit Vorsicht. Es gibt nur einige wenige Öle, die unverdünnt benutzt werden können. Verdünnen Sie vorsichtshalber alle Öle, es sei denn, die Packungsbeilage weist ausdrücklich darauf hin, dass das Öl in seiner unverdünnten Form verwendet werden soll.

Wenn Sie ein gesundheitliches Problem haben, in ärztlicher Behandlung sind, homöopathische Mittel einnehmen, schwanger sind oder stillen, unter empfindlicher Haut oder einem Hautproblem leiden, sollten Sie die Öle erst nach Rücksprache mit dem Arzt und einem qualifizierten Aromatherapeuten anwenden.

Machen Sie in jedem Fall einen Test, um zu prüfen, ob Ihre Haut allergisch auf das Öl reagiert. Geben Sie einen verdünnten Tropfen des Öls auf die Haut und waschen Sie die Stelle 24 Stunden nicht. Sollten Sie dann eine negative Reaktion wie Rötung, Schuppenbildung oder andere Reizungen der Haut bemerken, verwenden Sie das Öl nicht!

Hauttypen

Wenn Sie sich eine Gesichtsmassage gönnen, verwenden Sie ein Öl, das für Ihren Hauttyp geeignet ist.

Trockene und alternde Haut

Aprikosenöl wird aus dem Stein der Frucht gewonnen, wird leicht von der Haut aufgenommen und hat eine weichmachende Wirkung. Es duftet leicht und wirkt beruhigend auf gereizte Haut.

Avocadoöl wird aus dem getrockneten Fruchtfleisch gewonnen. Es enthält viele Nährstoffe, einschließlich Vitamin D, E und B_5 und unterstützt die Regeneration von beschädigtem Hautgewebe.

Macadamiaöl wird aus den Nüssen gewonnen und besteht zu 40 % aus gesättigten Fettsäuren, wird aber leicht von der Haut absorbiert. Es vermittelt ein sanftes, samtenes Gefühl und speichert viel Feuchtigkeit.

Weizenkeimöl ist ein dunkelgelbes, klebriges Öl mit einem ausgeprägten Geruch. Es muss mit einem weniger starken Öl vermischt werden. Es wird oft für alternde Haut empfohlen, weil es reich an Mineralstoffen und Vitamin E ist. Allerdings oxidiert es schnell und man muss mehr Vitamin E hinzufügen, damit es nicht ranzig wird.

Normale Haut

Olivenöl ist ein dickflüssiges Pflanzenöl, kann also zu Massagezwecken mit dünneren Ölen vermischt werden. Es enthält mehrfach ungesättigte Fettsäuren und hilft bei der Behandlung von entzündeter und vernarbter Haut. Sein intensiver Geruch liegt allerdings nicht jedem.

Mandelöl ist ein ewiger Favorit und wird seit dem Altertum für die Hautpflege verwendet. Es ist leicht, duftet angenehm, lässt sich gut verteilen und wird gut aufgenommen, eignet sich also ausgezeichnet für Massagen. Es lässt sich einfach mit Borretsch- und Macadamiaöl mischen und ist somit auch für trockene und alternde Haut geeignet.

Sonnenblumenöl wird aus den Kernen der Blume gewonnen und enthält viel Linolensäure, welche die Haut geschmeidig macht. Es lässt sich gut verteilen und wird leicht absorbiert. Es kann mit fettigeren Ölen wie Jojoba- und Weizenkeimöl vermischt werden, was einen schmierigen Film auf der Hautoberfläche verhindert.

Sesamöl ist ein halbfettes Öl, das für die meisten Hauttypen verwendet werden kann. Es taucht zwar häufiger im Wok als im Kosmetikregal auf, wird aber trotzdem schon seit langer Zeit als Sonnen- und Haaröl genommen. Es ist mild und kann sogar im Augenbereich angewendet werden. Wegen seines starken Geruchs wird es häufig mit Sonnenblumen- oder Distelöl vermischt.

Fettige Haut

Haselnussöl wird leicht absorbiert und ist leicht adstringierend (zusammenziehend). Es steuert die Talgproduktion und kann daher bei der Neutralisierung von fettiger Haut helfen.

Pfirsichkernöl ähnelt Aprikosenöl, ist aber weniger klebrig und eignet sich daher für fettigere Haut. Es enthält Vitamin A und E und zieht gut in die Haut ein.

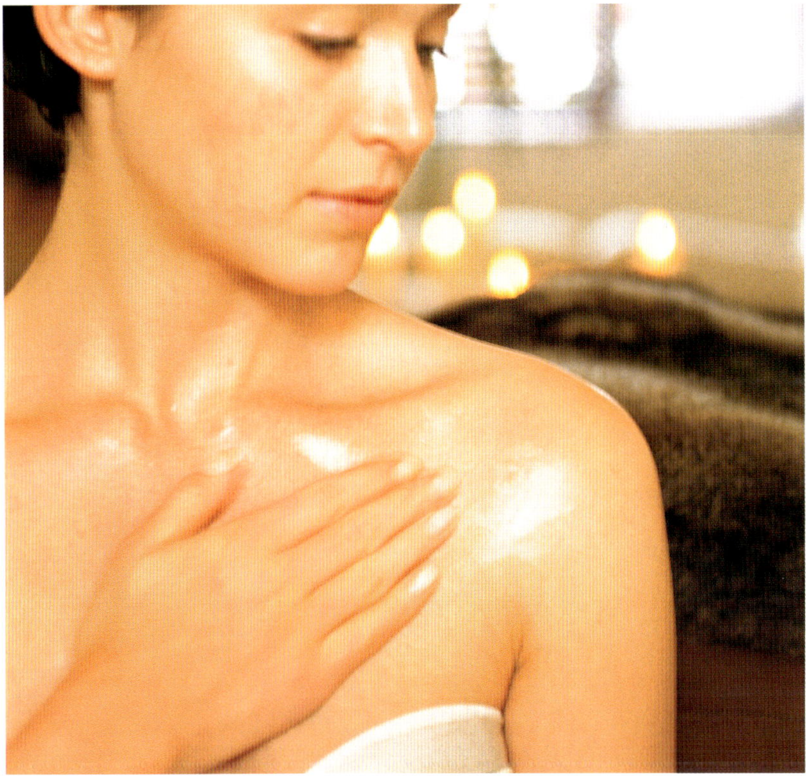

Distelöl ist dünnflüssig, wird daher leicht absorbiert und verstopft die Poren nicht. Es enthält bis zu 80 % Linolensäure, wodurch die Haut geschmeidig und feucht bleibt.

Johanniskrautöl wird durch das Aufweichen von Johanniskrautblüten in Olivenöl gewonnen. Die Blüten setzen Johanniskraut frei, was in der Medizin als Antidepressivum verwendet wird. Johanniskrautöl muss mit einem Trägeröl gemischt werden.

Zwei Öle, die wegen ihrer Anti-Aging-Eigenschaften besonders erwähnt werden sollten, sind **Borretsch- und Nachtkerzenöl**. Sie sind beide reich an Gamma-Linolensäure (GLA), welche die Hautzellen stärkt und Feuchtigkeitsverluste verringert, während sie freie Radikale, Oxidationswirkstoffe, welche die Haut altern lassen, zerstört. Beide sind aber teuer, werden also im Allgemeinen mit anderen Ölen vermischt. Sie wirken auf alle Hauttypen positiv.

Genau wie Weizenkeimöl werden auch Nachtkerzen- und Borretschöl schnell ranzig. Um dies zu verhindern, fügen Sie als Antioxidationsmittel Vitamin E hinzu. Sie können Vitamin-E-Öl in Kapselform kaufen, die Sie einfach aufbrechen und in das Trägeröl geben, wenn Sie das Fläschchen geöffnet haben. Das Vitamin E wird aufgebraucht, während es die freien Radikale absorbiert und zerstört. Wenn Sie die Öle längere Zeit bei sich stehen haben, müssen Sie daher immer mal wieder Vitamin E hinzufügen.

Flower Power

Als natürlich vorkommende Substanzen haben Öle bestimmte Gerüche, die nicht alle Menschen gleichermaßen mögen. Deshalb mischten schon die alten Griechen Majoran und Minze unter kosmetisches Öl – seit dieser Zeit parfümiert der Mensch seine Kosmetika.

Die einfachste, sicherste und wirkungsvollste Methode, Pflanzen- und Nussöle zu parfümieren, ist mithilfe von ätherischen Ölen. Viele im Handel erhältliche Hautpräparate enthalten ätherische Öle – und diese Tatsache wird in der Werbung stark betont. Aber mindestens 90 % von dem, was Sie riechen, stammt von synthetischen Chemikalien. Manchmal werden einige Hunderte Rohstoffe verwendet, um einen einzigen künstlichen Duftstoff herzustellen. Übrigens sind diese künstlichen Duftstoffe der zweitgrößte Verursacher von Allergien, Hautempfindlichkeiten und Hautreizungen durch gekaufte Kosmetika. Die therapeutische Wirkung ätherischer Öle haben sie übrigens auch nicht.

Was sind ätherische Öle?

Ein ätherisches Öl ist eine konzentrierte, aromatische, flüchtige Flüssigkeit, die aus winzigen ölähnlichen Molekülen besteht und sich leicht mit Pflanzen- und Nussöl verbindet. Ätherische Öle enthalten keine fettenden Substanzen und hinterlassen daher keine Flecken.

Das Öl entstammt kleinen Hohlräumen in der Zellstruktur von Pflanzen oder der Haut von Früchten und wird durch Destillation oder Kaltpressung gewonnen. Dabei wird das Öl zu einer sehr intensiven Substanz konzentriert: So benötigt man zum Beispiel 100 kg Rosenblüten, um 20 ml Rosenöl herzustellen. Obwohl es sich bei ätherischen Ölen um natürliche Stoffe handelt, sind sie so stark konzentriert, dass sie die Haut reizen oder sogar allergische Reaktionen hervorrufen können. Das ist aber weitaus unwahrscheinlicher als bei den synthetischen Duftstoffen, die in herkömmlichen Hautpflegeprodukten verwendet werden. Da ätherische Öle so konzentriert sind, verwenden wir sie in stark verdünnter Form. Wenn sie mit einem Trägeröl verdünnt werden, genügen für eine wirksame Mischung 1 bis 2 %; für ein Bad reichen fünf bis acht Tropfen.

Wie wirken die Öle?

Ätherische Öle üben ihre Wirkung folgendermaßen aus:

- Sie dringen in die Lederhaut ein, weil sie aus winzigen Molekülen bestehen und lipophil (in Fett löslich) sind. Sie dringen durch die talghaltigen Haarfollikel und von dort aus gelangen sie ins Blut- oder Lymphsystem.
- Sie verursachen keine Abhängigkeit und verändern nichts an den natürlichen Reaktionen der Haut, was manchmal der Fall ist, wenn sich die Haut an ein Produkt gewöhnt hat.
- Alle ätherischen Öle wehren Infektionen ab und fördern die Durchblutung.
- Viele Öle regen auch neues Zellwachstum an, was ganz besonders wichtig ist, wenn Sie über 30 sind.

Ätherische Öle verlieren jedoch ihre therapeutischen Eigenschaften, sobald sie oxidieren. Um sie möglichst lange haltbar zu machen, bewahren Sie sie am besten verschlossen an einem dunklen, kühlen Ort auf. Lassen Sie die Öle nie offen herumstehen. Bei sachgemäßer Lagerung müssten die Öle mindestens ein Jahr haltbar sein. Wenn die Öle mit einem Trägeröl vermischt sind, halten sie allerdings nur noch zwei bis drei Monate.

Die Wirkung der Öle beschränkt sich nicht auf die behandelten Körperstellen. Durch die Nase wirken sie auch auf die Zentren im Gehirn, die für positive Gefühle zuständig sind. Daher sollten Sie niemals ein Öl nur wegen seiner Anti-Aging-Eigenschaften auswählen, sondern auch weil Sie den Duft mögen. An den Ölen in der Tabelle auf der nächsten Seite sollten Sie unbedingt mal schnuppern!

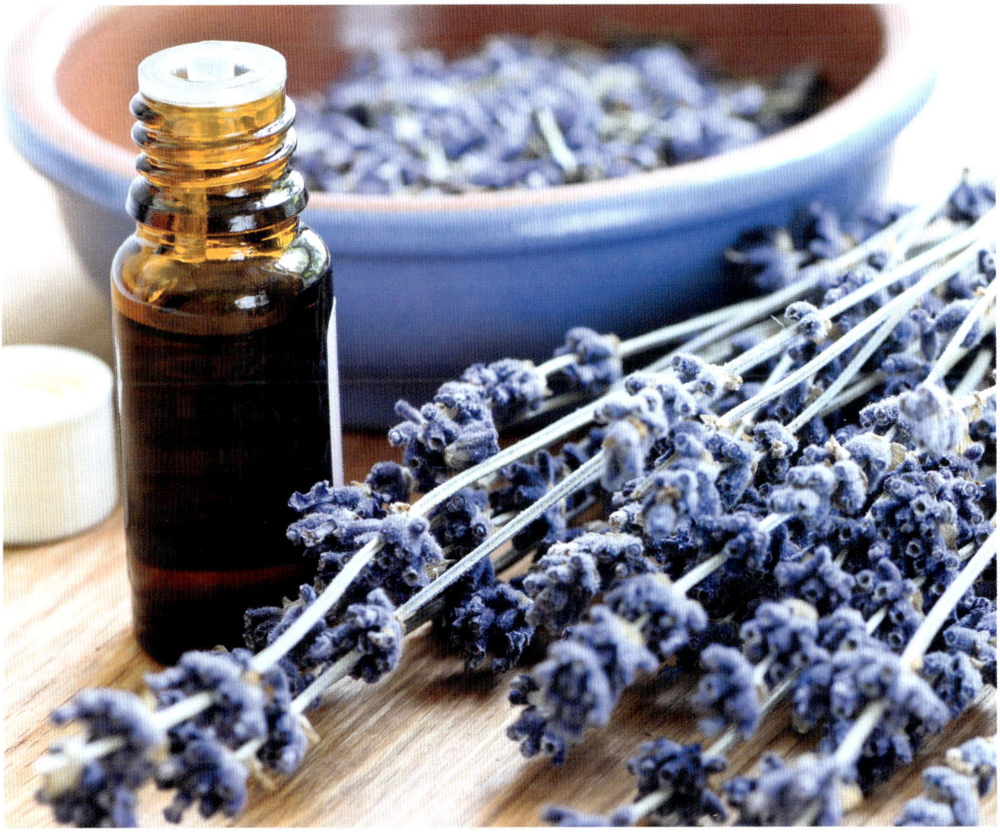

Öl	Hauttyp	Eigenschaften
Weihrauch	Alternd	Tönt und festigt
Lavendel	Alle Hauttypen, einschließlich trocken, alternd und beschädigt	Regeneration von beschädigter Haut, lindert Entzündungen
Neroli	Trocken, alternd	Festigt, trägt zur Zellregeneration bei, hilft bei Äderchen, Dehnungsstreifen und Narben
Fenchel	Alternd	Enthält leicht absorbierbare östrogen-ähnliche Moleküle, die bei Falten helfen können
Geranie	Trocken, alternd und normal, aufgedunsen	Tönt, festigt, fördert die Durchblutung
Bergamotte	Normal bis fettig	Lindert und verhindert Entzündungen, reduziert Bakterienbildung
Rosenholz	Alle Hauttypen	Beschränkt Bakterienbildung, beruhigt, stärkt, stimuliert Zellwachstum, unterstützt die Durchblutung
Patschuli	Alternd, beschädigt, Mischhaut	Festigt, verbessert die Durchblutung, lindert Entzündungen, eignet sich für aufgesprungene Haut
Sandelholz	Normal bis trocken	Zerstört Bakterien, lindert trockene, empfindliche und gereizte Haut
Myrrhe	Alternd, beschädigt	Entzündungshemmend, antiseptisch, heilt offene Pickel und Wunden
Rose	Trocken, alternd, beschädigt, empfindlich	Stimuliert, schafft Gleichgewicht, verringert Bakterienbildung, stärkt geschwächte Kapillaren
Palmarosa	Trocken bis normal, alternd	Regenerativ, gut für Falten und Narben
Teebaum	Normal bis trocken	Weist Bakterien ab, gut für Akne und Pilzbefall
Zypresse	Fettig, offene Poren, verstopft, gerötet, aufgedunsen	Fördert Blut- und Lymphfluss, hilft bei Äderchen
Zitrone	Fettig, entzündet	Festigt, verringert Bakterienbildung, entfernt tote Zellen, erhöht Durchblutung
Ylang-Ylang	Fettig und Mischhaut	Festigt, mäßigt Talgproduktion
Kamille, römische	Beschädigt, fettig, alternd	Lindert Entzündungen und bakterielle Infektionen, gut für trockene, empfindliche Haut und Äderchen

Mischt sich gut mit	Trägeröle	Gegenanzeigen
Geranie, Lavendel	Aprikose, Mandel	Keine
Palmarosa, Geranie, Rosenholz	Macadamia, leichtes Olivenöl, Ringelblume, Mandel	Keine
Geranie, Lavendel	Avocado, Haselnuss, Aprikose	Nicht für sehr empfindliche Haut geeignet
Weihrauch, Lavendel, Neroli	Avocado, Macadamia, Nachtkerzenöl	Während der Schwangerschaft vermeiden
Lavendel, Bergamotte	Soja, Aprikose	Erhöht Empfindlichkeit für UV-Strahlen
Geranie, Ylang-Ylang	Öldistel, Mandel, Sonnenblume	Keine
Lavendel, Neroli, Geranie	Jojoba, Soja, Haselnuss	Keine
Geranie, Palmarosa, Rose	Jojoba, Macadamia, Haselnuss	Keine
Geranie, Palmarosa, Bergamotte	Avocado, Mandel, Ringelblume	Nicht für empfindliche und gereizte Haut geeignet
Zypresse, Weihrauch, Geranie, Teebaum	Jojoba, Mandel	Während der Schwangerschaft vermeiden
Muskatellersalbei, Lavendel, Zypresse	Haselnuss, Borretsch, Lindenblüte	Keine
Geranie, Rosenholz, Sandelholz	Avocado, Haselnuss, Lindenblüte	Keine
Lavendel, Ylang-Ylang	Jojoba, Macadamia	Keine
Geranie, Ylang-Ylang	Haselnuss, Borretsch, Ringelblume	Am Anfang der Schwangerschaft vermeiden
Ylang-Ylang, Rose	Haselnuss, Distel	Erhöht Sonnenempfindlichkeit, führt bei empfindlicher Haut zu Irritationen
Palmarosa, Lavendel, Zypresse	Distel, Sonnenblume	Keine
Rosenholz, Lavendel, Sandelholz	Olive, Ringelblume, Haselnuss	Am Anfang der Schwangerschaft vermeiden

Die Vier-Minuten-Massage

Sie können diese kurze Massage machen, nachdem Sie mit einem Trägeröl das Make-up entfernt haben oder während Sie das Gesicht eincremen. Wenn Sie sich die Abfolge erst einmal gemerkt haben, sollte die Massage nicht länger als drei bis vier Minuten dauern. Versuchen Sie, die Massage täglich zu machen.

Vier-Minuten-Massage

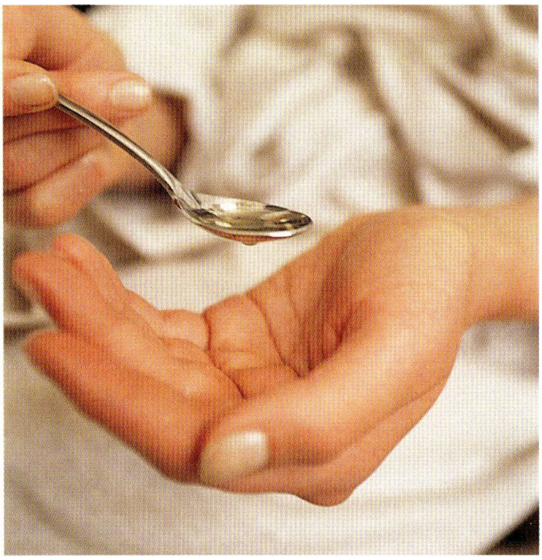

1a Geben Sie einen knappen Teelöffel des Öls in eine Hand.

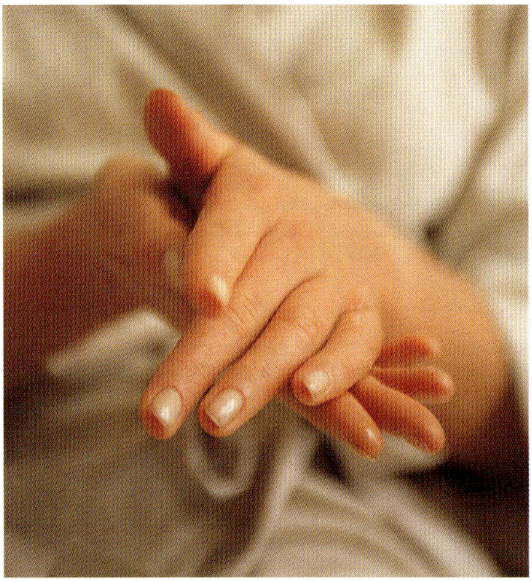

1b Verteilen Sie das Öl in den Handinnenflächen und ölen Sie mit langen, aufwärts gerichteten, gleichmäßigen Bewegungen den Hals und das Gesicht ein. Gehen Sie um die Augen herum sparsam mit dem Öl um, weil die Haut dort am empfindlichsten ist. Massieren Sie hier mit den Ringfingern.

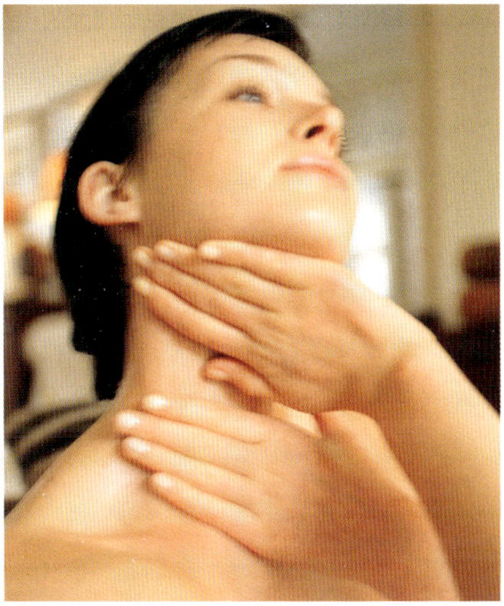

2 Massieren Sie den ganzen Hals mit beiden Händen. Fangen Sie dabei unten am Hals an und bewegen Sie die Hände langsam bis zum Kieferknochen vor. Üben Sie auf der Luftröhre nur ganz leichten Druck aus.

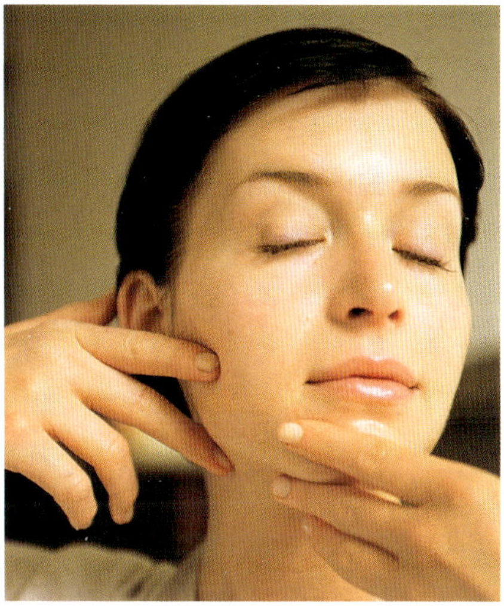

3 Mithilfe des Zeige- und Mittelfingers beider Hände massieren Sie die Haut entlang der Kieferlinie vom Kinn bis zu den Ohren. Dabei sollten die Zeigefinger oberhalb des Kinns und die Mittelfinger unterhalb des Kinns entlangstreichen.

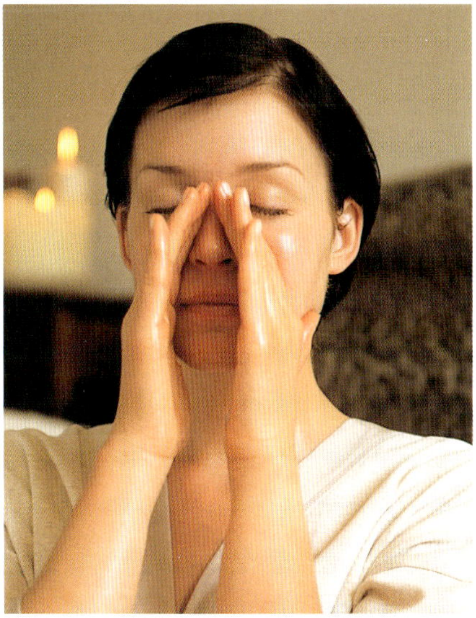

4 Schließen Sie die Finger beider Hände, die Fingerspitzen sollen nach oben zeigen. Drücken Sie mit den Handkanten fest gegen beide Nasenflügel. Lassen Sie die Hände etwa drei bis vier Sekunden in dieser Position.

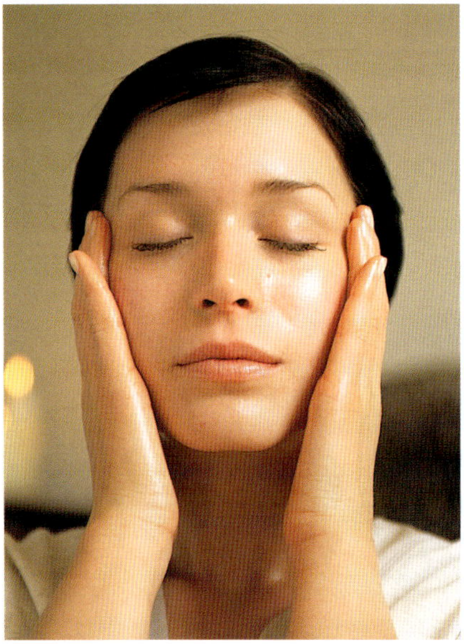

5 Verringern Sie den Druck etwas und legen Sie die Hände auf die Wangen. Streichen Sie mit den Händen nach außen, bis sich die Zeigefinger vor den Ohren befinden. Halten Sie diese Stellung drei bis vier Sekunden. Wiederholen Sie den Vorgang.

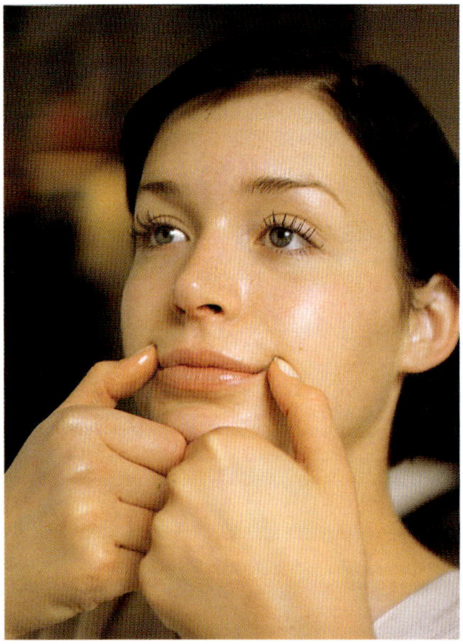

6a Legen Sie die Daumen wie in der Abbildung an die Mundwinkel und die Fäuste unters Kinn.

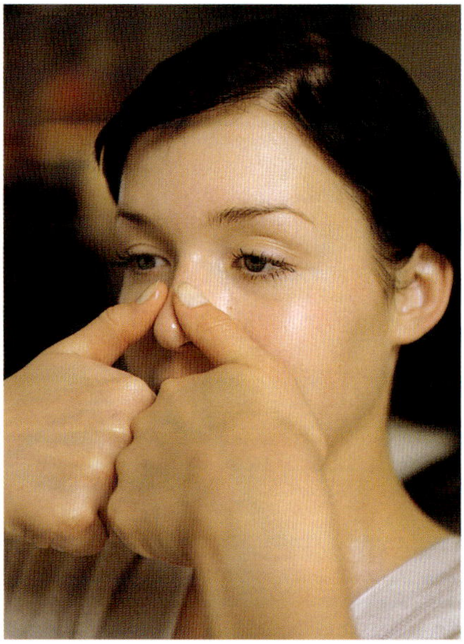

6b Streichen Sie mit beiden Daumen mit symmetrischen Bewegungen um die Mundwinkel, unter der Nase entlang, um die Nasenlöcher herum und leicht über die Nasenspitze.

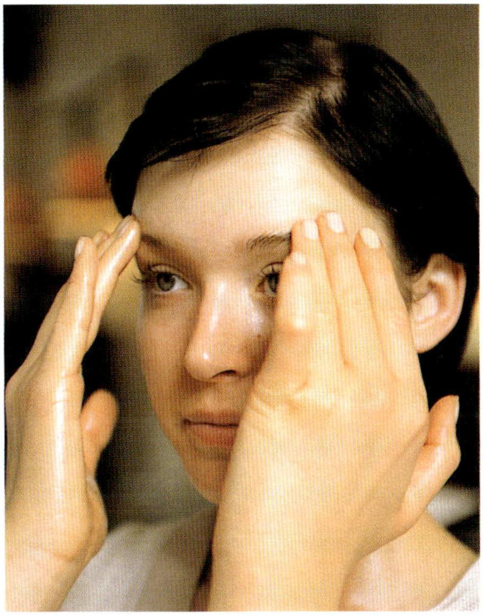

7a Legen Sie Mittel- und Ringfinger beider Hände an die Augenbrauen und streichen Sie mit den Fingern nach außen über die Brauen.

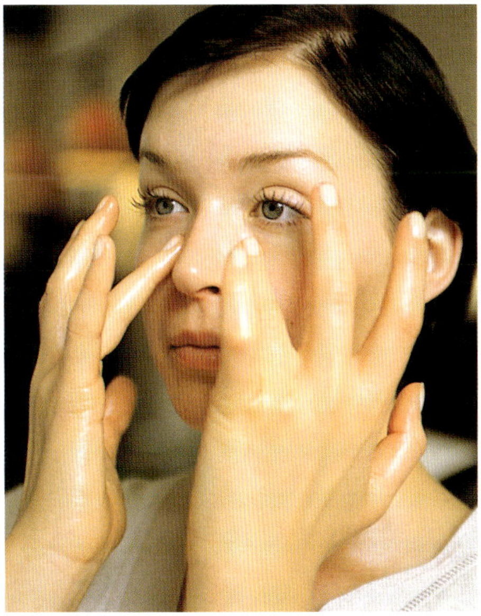

7b Massieren Sie, nur ganz sanft, mit den Ringfingern die Haut unterhalb der Augen.

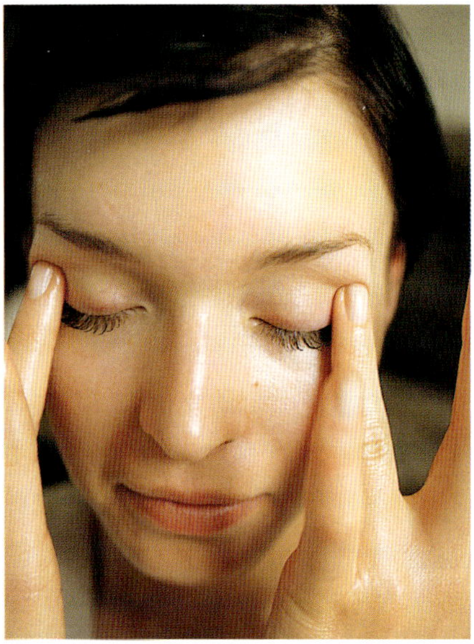

8 Streichen Sie mit den Ringfingern von innen nach außen sanft über die Lider und dann über die Haut unter den Augen.

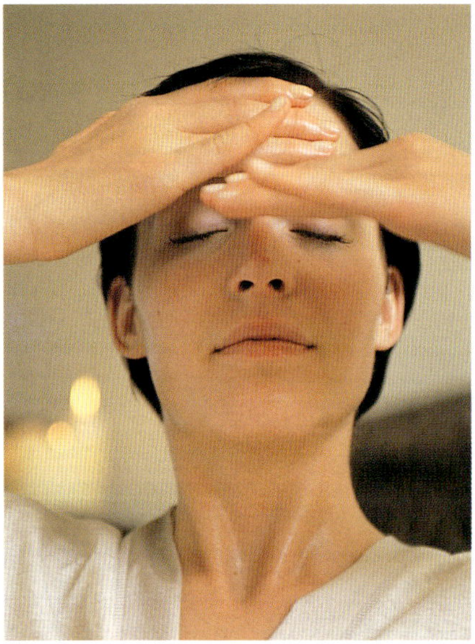

9 Massieren Sie mit beiden Händen – die Finger geschlossen – die Stirn, wobei Sie die Hände immer nach oben in Richtung Haaransatz bewegen. Beginnen Sie mit der Massagebewegung zwischen den Augenbrauen.

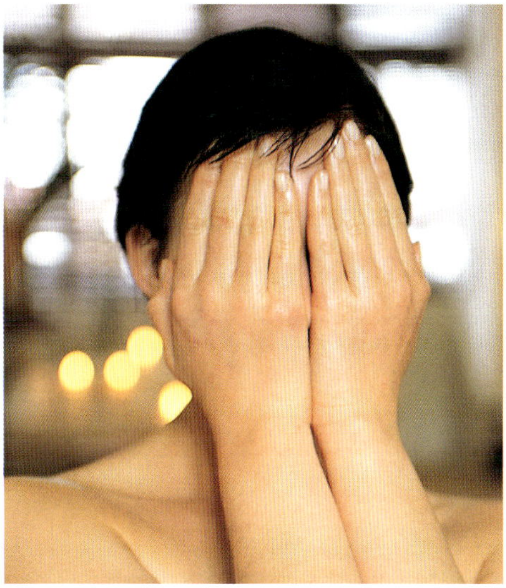

10 Schließen Sie die Augen und legen Sie beide Hände mit geschlossenen Fingern auf das Gesicht. Halten Sie die Hände so, dass ein leichter Saugeffekt entsteht. Üben Sie Druck aus und lassen Sie die Hände eine Sekunde lang in dieser Stellung. Streichen Sie mit den Händen von der Nase nach außen zu den Ohren, bedecken Sie dabei das ganze Gesicht und bewegen Sie die Hände nach oben und unten, damit Kinn und Haaransatz ebenfalls massiert werden.

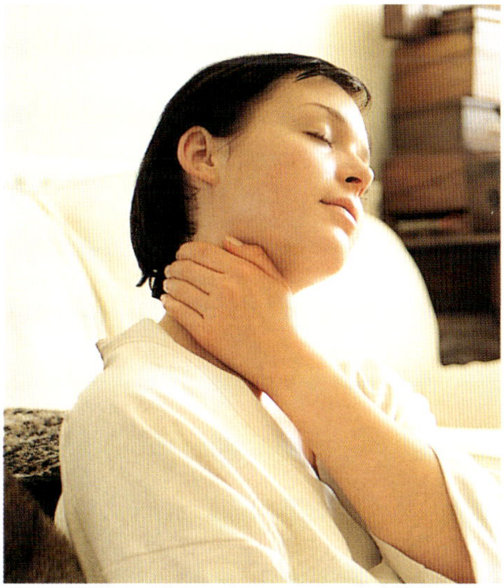

11 Üben Sie mit der linken Hand mit geschlossenen Fingern an der rechten Halsseite Druck aus. Arbeiten Sie sich dabei vom unteren Halsansatz bis zum Kiefer vor. Lassen Sie die Luftröhre aus. Wiederholen Sie den Vorgang mit der rechten Hand an der linken Halsseite.

Die 15-Minuten-Massage

Das ist eine ausführlichere Version der Vier-Minuten-Massage. Am besten machen Sie diese am Ende des Tages.

15-Minuten-Massage

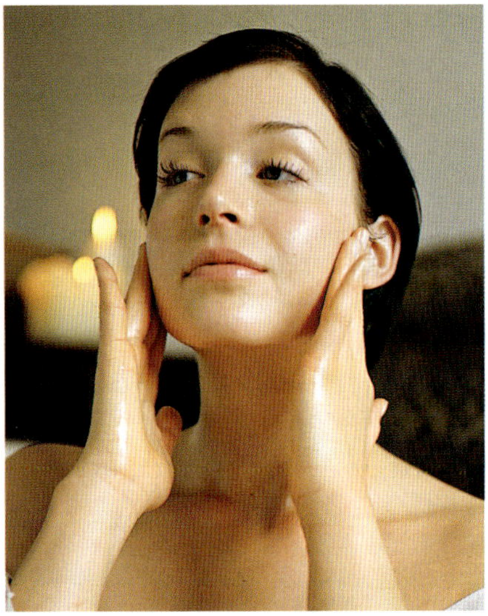

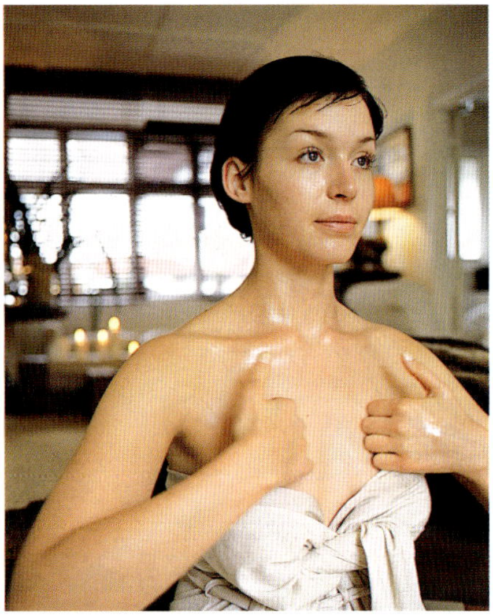

1 Geben Sie etwa zwei Teelöffel Öl in eine Hand, verteilen Sie es in den Handinnenflächen und reiben Sie das Öl dann in Gesicht, Hals, Schultern und Oberarme ein.

2 Mit den Handknöcheln massieren Sie mit Knetbewegungen den oberen Brustkorbbereich.

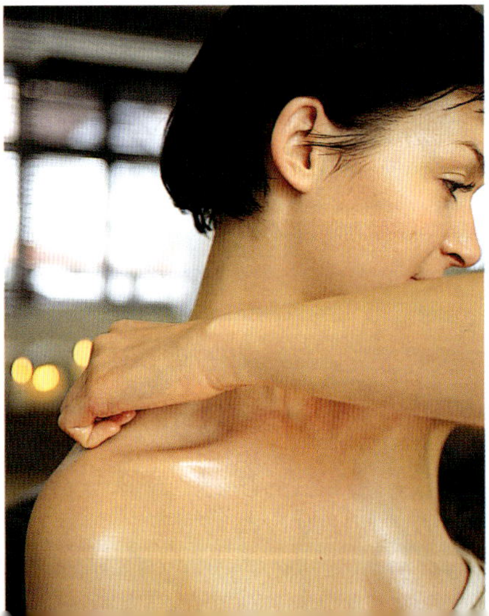

3 Massieren Sie mit der linken Hand den rechten Oberarm (Deltamuskel) und den oberen Schultermuskel (Trapezmuskel). Dann massieren Sie mit der rechten Hand den linken Oberarm und Schultermuskel. Dabei sollte der massierte Arm möglichst entspannt sein.

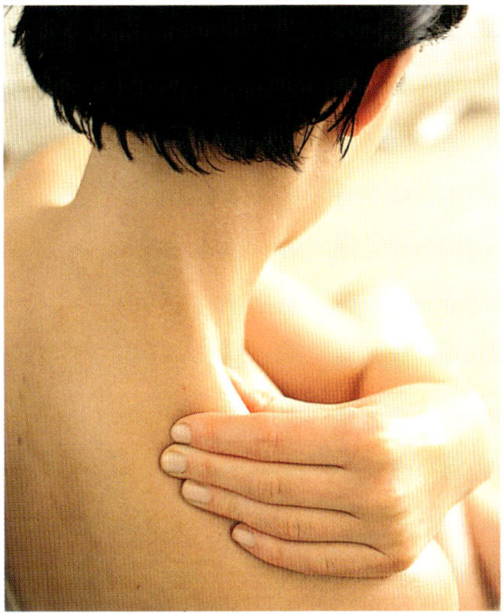

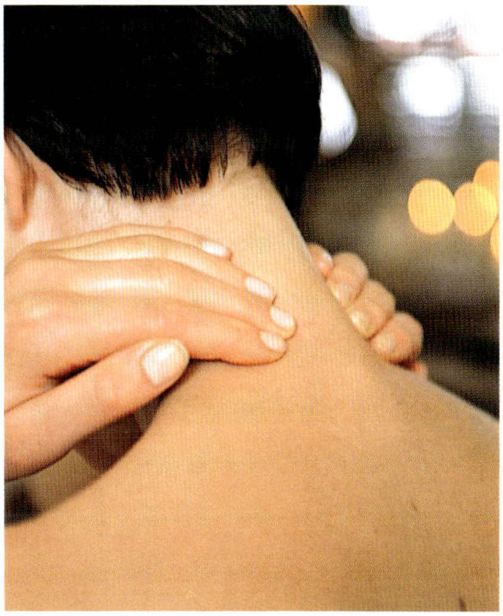

4 Mit der linken Hand kneten Sie die rechte Schulter beim Halsansatz bis zum großen Trapezmuskel. Machen Sie es anschließend genauso mit der rechten Hand an der linken Schulter. Der massierende Arm sollte auf den Ellenbogen gestützt sein.

5 Massieren Sie mit beiden Händen mit kreisenden Bewegungen mit den Fingerspitzen die Muskeln seitlich des Rückgrates. Fangen Sie dabei beim Haaransatz an.

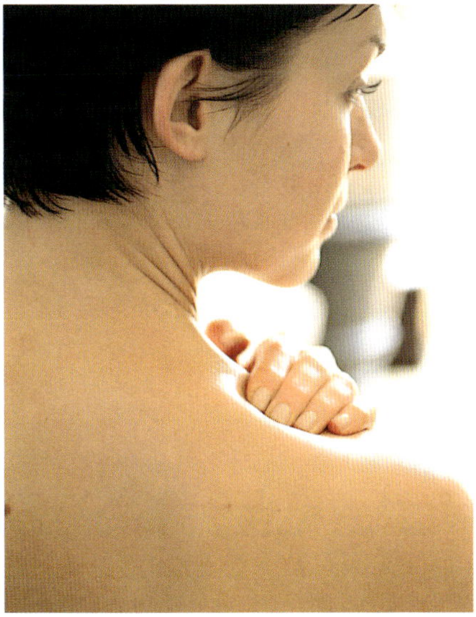

6 Mit der linken Hand massieren Sie mit beständigem Druck die rechte Schulter. Die Fingerspitzen sollen dabei in den Muskel auf der Schulter hinter dem Schlüsselbein drücken. Fangen Sie am äußeren Ende des Muskels an und arbeiten Sie sich langsam bis zum Nackenansatz vor. Erhöhen Sie den Druck ganz vorsichtig, wenn Sie Verspannungen spüren. Bleiben Sie mit der Hand dort, bis sich die Verspannungen lösen. Machen Sie das Gleiche mit der rechten Hand an der linken Schulter.

Jetzt machen Sie weiter mit Schritt 2 der Vier-Minuten-Massage (s. S. 45).

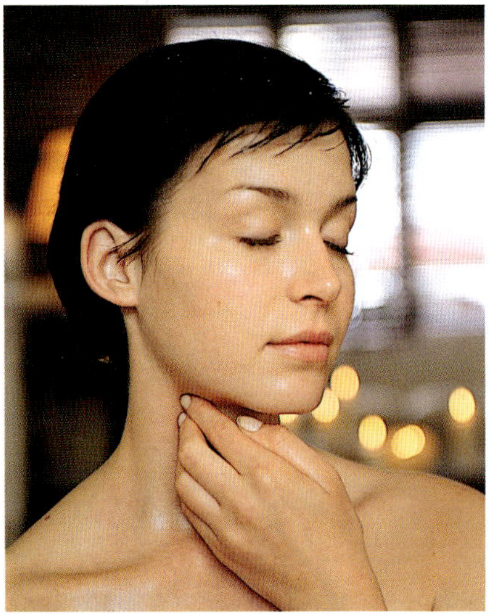

7 Üben Sie sieben bis zehn Sekunden lang mit den Fingern einer Hand sanften Druck neben und unter dem Adamsapfel aus. Machen Sie die Übung zweimal und wechseln Sie die Hände dabei ab.

Jetzt machen Sie weiter mit Schritt 3 der Vier-Minuten-Massage (s. S. 45).

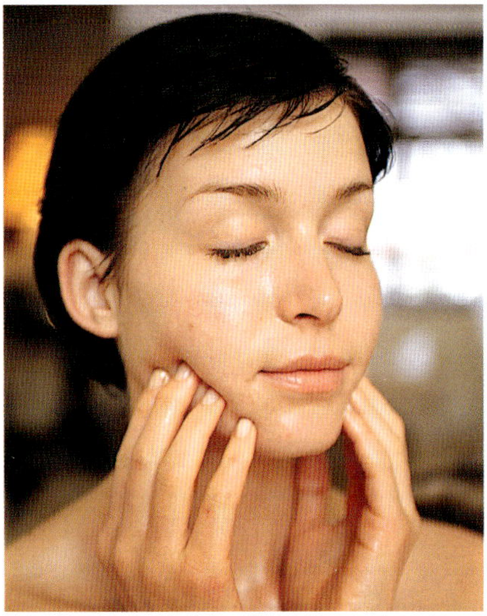

8a Spreizen Sie die Finger etwas und massieren Sie mit den Fingerspitzen oberhalb des Kieferknochens vom Kinn nach außen bis zum Ohr.

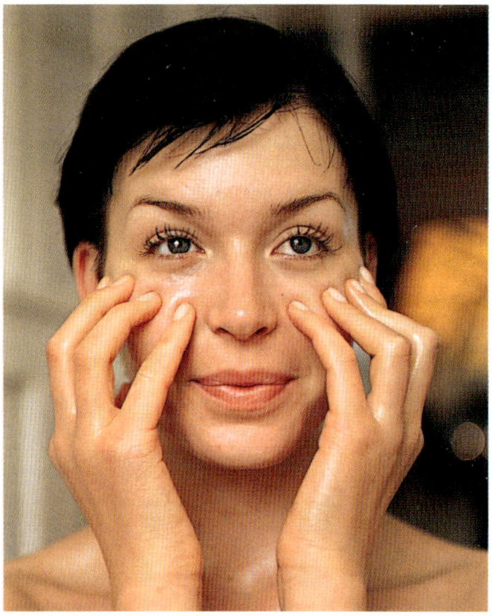

8b Massieren Sie mit den Fingern langsam die Wangen und streichen Sie dabei immer ein Stück höher die Wangen hinauf, bis Sie an den Wangenknochen angekommen sind.

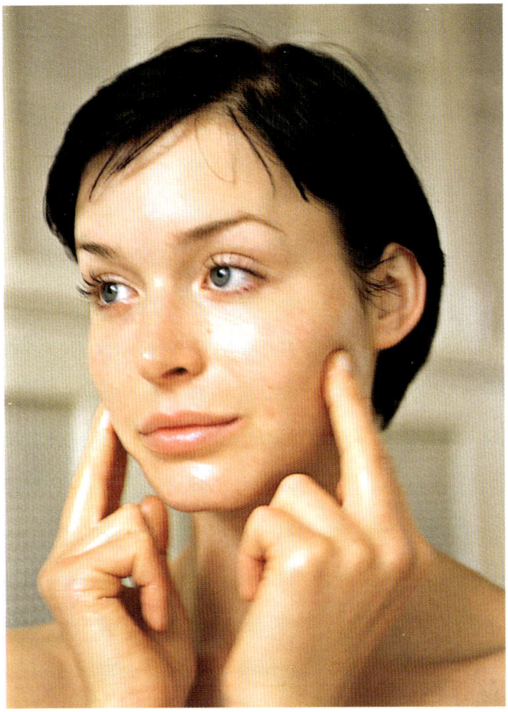

9 Mit den Spitzen von Zeige- und Mittelfinger massieren Sie mit kreisförmigen Bewegungen die Kieferknochengelenke, die etwas herausstehen, wenn Sie die Zähne zusammenbeißen.

Jetzt machen Sie weiter mit Schritt 4 der Vier-Minuten-Massage (s. S. 45).

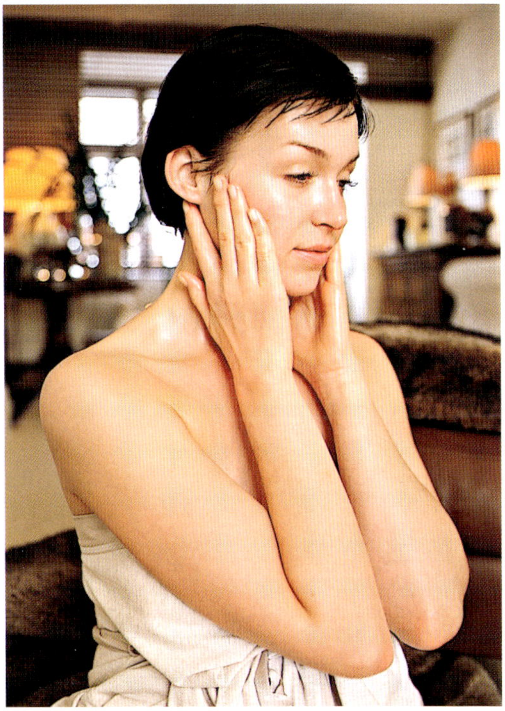

10 Legen Sie die Hände seitlich ans Gesicht, dabei sollen die Zeigefinger hinter den Ohren liegen und die übrigen Finger vor den Ohren. Üben Sie Druck aus und streichen Sie dabei mit Mittelfinger, Ringfinger und kleinem Finger in Richtung Kinn.

Jetzt machen Sie weiter mit Schritt 6, 7 und 8 der Vier-Minuten-Massage (s. S. 46–48).

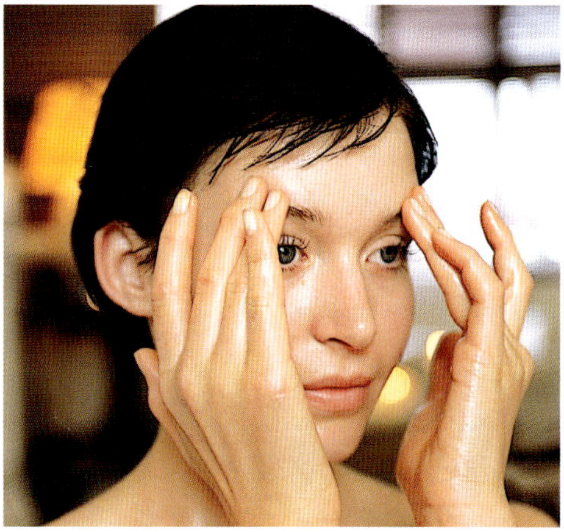

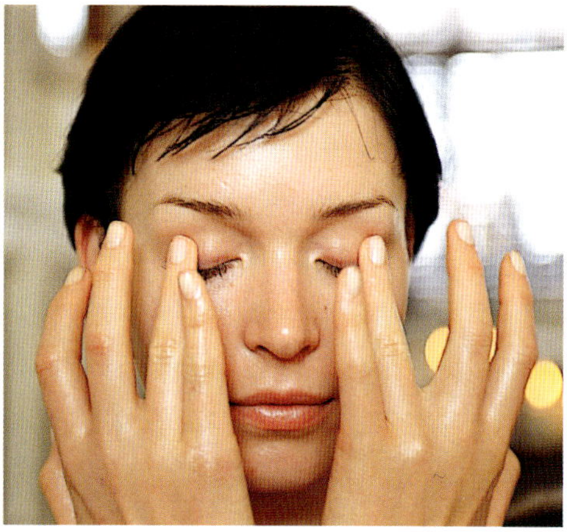

11a Massieren Sie mit Mittel- und Ringfingerspitzen entlang der Augenbrauen von innen nach außen.

11b Massieren Sie mit den Ringfingern unter den Augen und bewegen Sie dabei die Finger von außen nach innen. Üben Sie dabei entlang der unteren Ränder der Augenhöhlen leichten Druck aus.

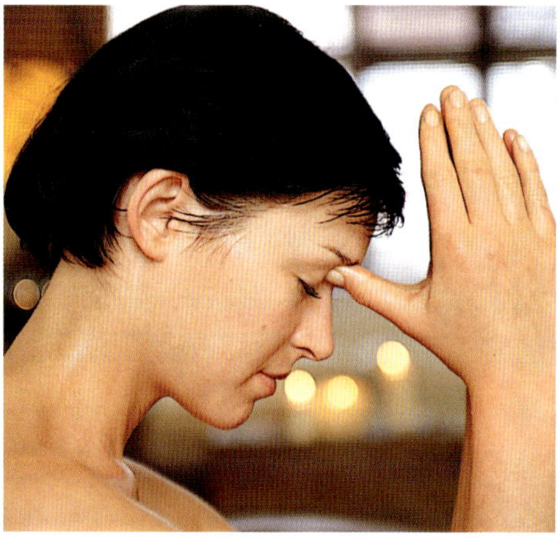

12 Stützen Sie die Ellenbogen auf einen Tisch und drücken Sie die Daumen in die inneren Augenwinkel. Der Kopf ruht dabei auf den Daumen. Diese Punkte sind oft sehr empfindlich. Verstärken Sie den Druck daher allmählich, während die Verspannungen nachlassen. Massieren Sie die oberen Ränder der Augenhöhlen von innen nach außen.

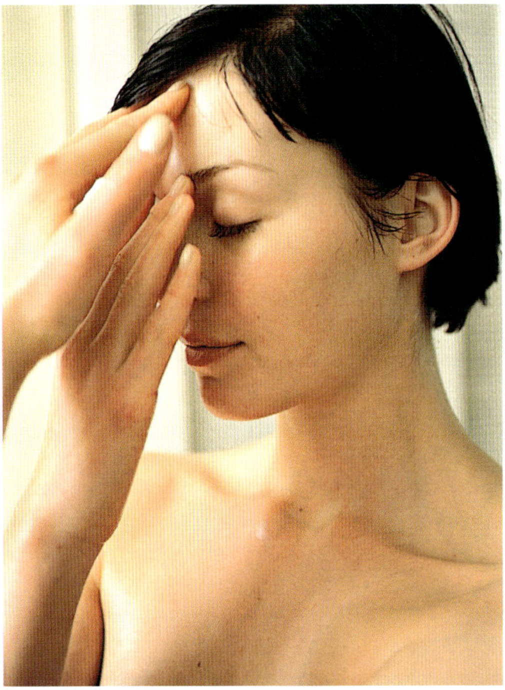

13 Spreizen Sie die Zeige- und Mittelfinger beider Hände und drücken Sie mit den Fingerspitzen auf die inneren Enden der Augenbrauen. Verringern Sie den Druck und streichen Sie mit den Fingerspitzen gerade nach oben bis zum Haaransatz. Wiederholen Sie diese Übung in fließender Abfolge fünf- bis sechsmal.

Jetzt machen Sie weiter mit Schritt 9, 10 und 11 der Vier-Minuten-Massage (s. S. 48–49).

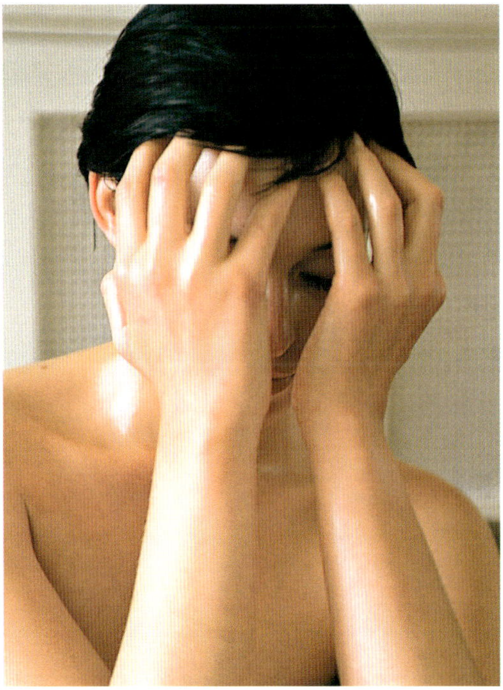

14 Spreizen Sie die Finger beider Hände leicht. Üben Sie dann mit den Fingerspitzen festen Druck auf die Stirn aus. Dabei bewegen Sie die Finger von den Augenbrauen nach oben bis zum Haaransatz und massieren die gesamte Stirn.

Problemzonen

Sie haben vielleicht Partien im Gesicht, denen Sie besondere Aufmerksamkeit schenken wollen. Die hier beschriebenen Übungen dienen der Prävention und der Abhilfe. Sie können sowohl in die Vier- bzw. in die 15-Minuten-Massage eingebaut werden.

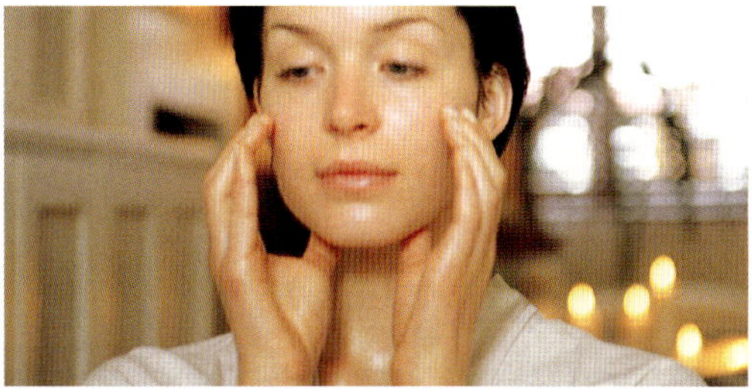

1 **Doppelkinn:** Drücken Sie die Daumen in den Muskel unter dem Kinn. Mit entspannten Fingern massieren Sie von der Mitte des Kinns nach außen bis zu den Kieferknochen. Diese Übung können Sie nach Schritt 2 der Vier-Minuten-Massage bzw. nach Schritt 6 der 15-Minuten-Massage machen.

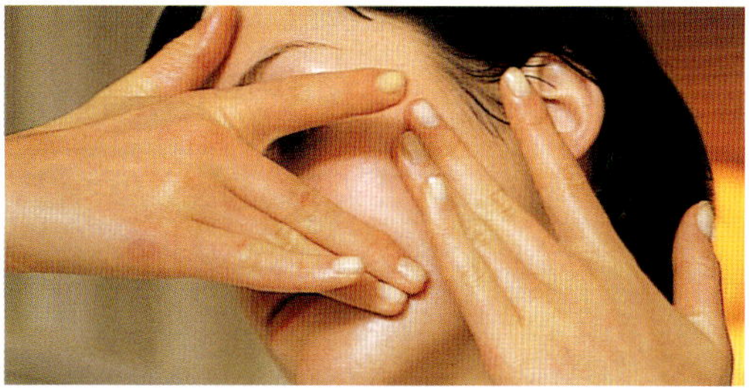

2 **Hängebacken:** Mithilfe der Mittel- und Ringfinger beider Hände massieren Sie erst die eine und dann die andere Wange. Massieren Sie die Wangenmuskeln (Kaumuskel M. masseter und Jochbeinmuskel M. zygomaticus, s. S. 65) mit rollenden, nach oben gerichteten Bewegungen. Machen Sie die Übung nach Schritt 4 der Vier-Minuten-Massage bzw. nach Schritt 10 der 15-Minuten-Massage.

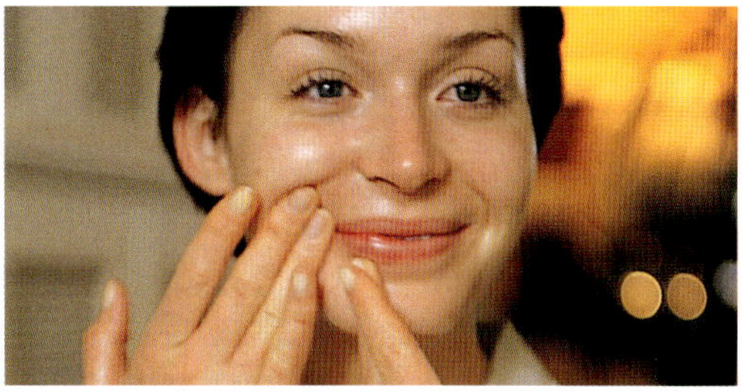

3a **Mundfalten:** Lächeln Sie, damit die Muskeln angespannt sind. Dann legen Sie den Mittelfinger der rechten Hand an den rechten Mundwinkel und streichen mit dem Mittelfinger der linken Hand am Rand der Unterlippe entlang.

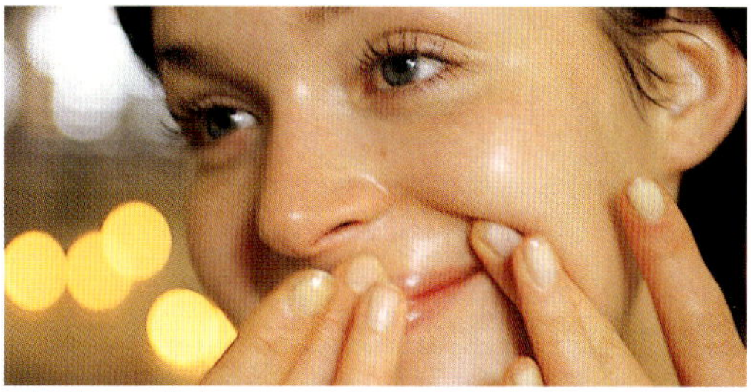

3b Legen Sie dann den Mittelfinger der linken Hand an den linken Mundwinkel und streichen Sie mit dem Mittelfinger der rechten Hand am Rand der Oberlippe entlang. Machen Sie diese Übung nach Schritt 6 der Vier-Minuten-Massage bzw. nach Schritt 10 der 15-Minuten-Massage.

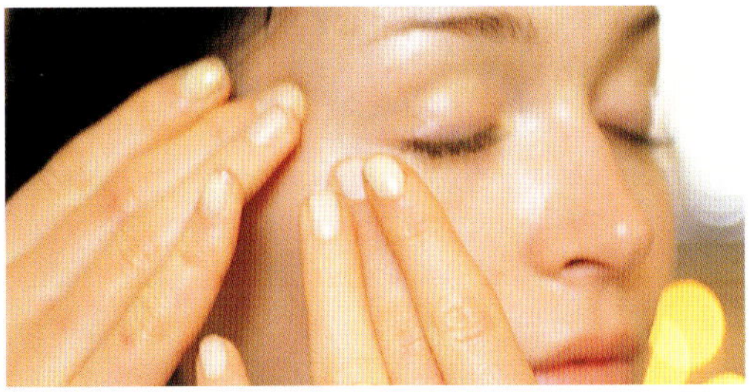

4 **Augenfältchen:** Legen Sie Mittel- oder Ringfinger beider Hände auf die Augenfältchen. Fahren Sie dabei erst den horizontalen und dann den vertikalen Linien nach. Fangen Sie am äußeren Augenrand an und bewegen Sie die Finger auf die Schläfen zu. Machen Sie dies nach Schritt 8 der Vier-Minuten-Massage bzw. nach Schritt 10 der 15-Minuten-Massage.

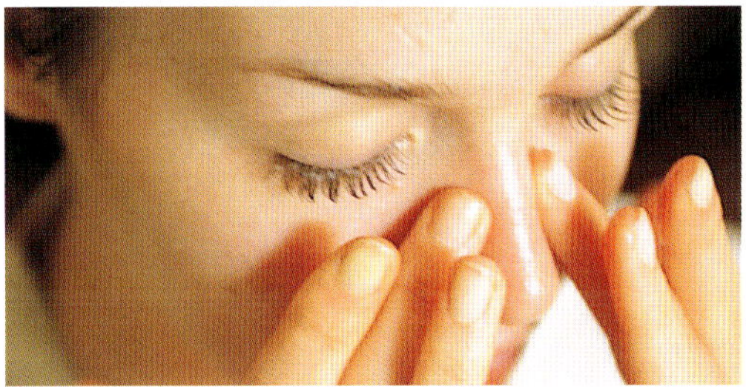

5 **Offene Poren auf der Nase und zwischen den Augen:** Bewegen Sie Mittel- oder Ringfinger kreisförmig über und um die Nase herum. Fangen Sie bei den Nasenlöchern an, massieren Sie über die Nasenspitze und die Nasenflügel bis zum Nasenrücken. Machen Sie dies nach Schritt 2 der Vier-Minuten-Massage bzw. nach Schritt 6 der 15-Minuten-Massage.

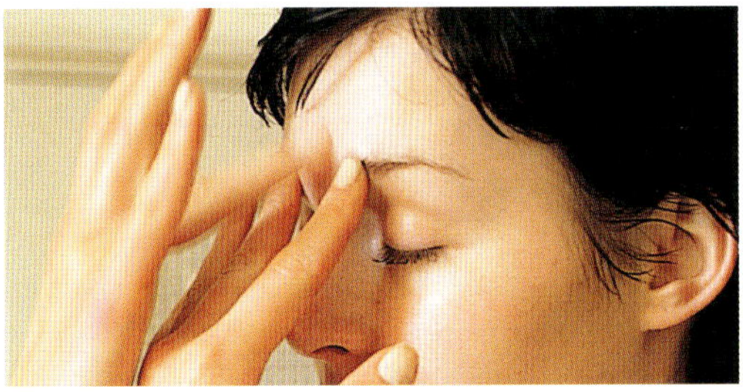

6 **Falten zwischen den Augen:** Spreizen Sie Zeige- und Mittelfinger der linken Hand und schieben Sie die Haut zwischen den Augen leicht nach oben. Streichen Sie langsam mit dem Ringfinger der rechten Hand kreisförmig zwischen den Augenbrauen. Machen Sie das nach Schritt 8 der Vier-Minuten-Massage bzw. nach Schritt 12 der 15-Minuten-Massage.

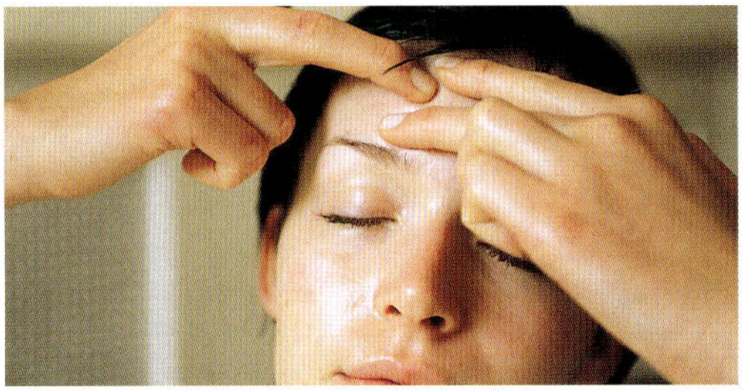

7 **Stirnfalten:** Ertasten Sie die Falten auf der Stirn. Legen Sie den Mittelfinger der rechten Hand über das rechte Auge. Streichen Sie mit kleinen kreisförmigen Bewegungen an jeder Falte entlang. Mit dem Zeige- und Mittelfinger der linken Hand halten Sie die Haut oberhalb und unterhalb der Falte straff wie auf der Abbildung gezeigt. Wiederholen Sie das mit jeder Stirnfalte. Machen Sie diese Massage nach Schritt 9 der Vier-Minuten-Massage bzw. nach Schritt 14 der 15-Minuten-Massage.

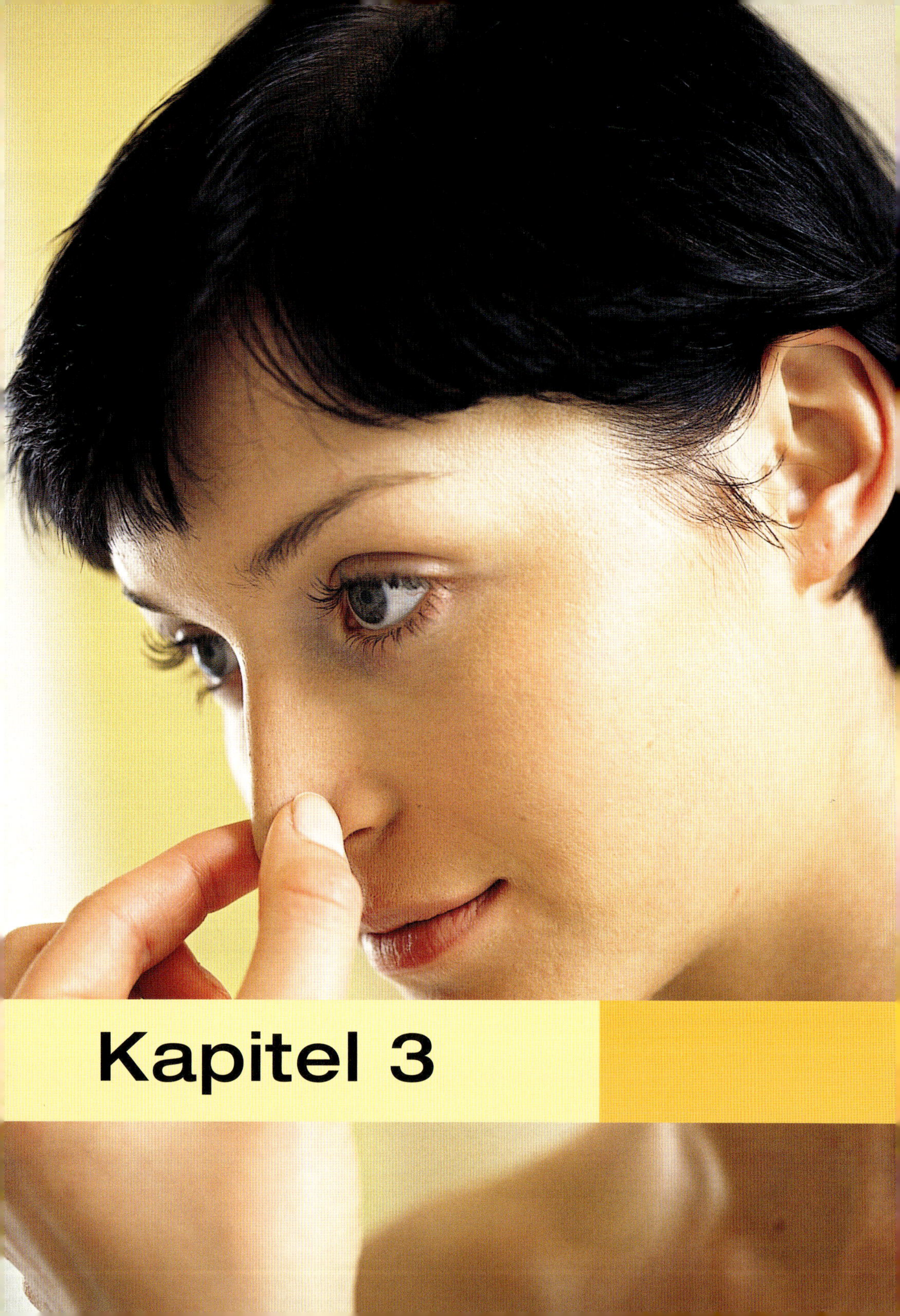

Kapitel 3

Fitnesstraining fürs Gesicht

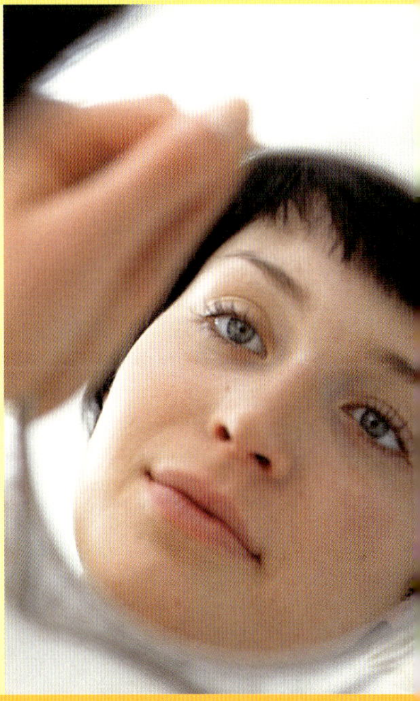

Jetzt sind die Muskeln dran

Sehen Sie sich einmal in einem Fitnessstudio die Leute an, die Ihre Muskeln trainieren, bis ihnen der Schweiß herunterläuft. Bizeps, Trizeps und andere Muskeln werden beansprucht, um sie aufzubauen und zu stärken – damit der Körper fit ist.

Die Modewelle, die in den 80er- und 90er-Jahren des vorigen Jahrhunderts Aerobic und Bodybuilding bei uns populär gemacht hat, hat sogar den größten Faulpelzen bewusst gemacht, dass regelmäßiges Muskeltraining sowohl für die Gesundheit als auch das äußere Erscheinungsbild von allergrößter Bedeutung sind.

Harte Arbeit

Wie viele der 656 Muskeln im Körper werden an einem normalen Tag am meisten beansprucht und bemerkt? Ohne Zweifel sind das die mehr als 50 Gesichtsmuskeln – nicht, dass wir die andauernde Bewegung selbst bewusst spüren, aber die anderen Menschen sehen sie.

Unsere Muskeln werden grob in zwei Kategorien aufgeteilt: willkürlich steuerbare Muskeln und unwillkürlich gesteuerte Muskeln. Die lebensnotwendigen Muskeln gehören zur zweiten Gruppe – sie werden unwillkürlich gesteuert – und das ist gut so, sonst würden wir vielleicht in der Hektik des Alltags vergessen zu atmen.

Die Muskeln, die das Gesicht steuern, sind willkürlich steuerbar wie auch die Muskeln der Arme und Beine. Die Gesichtsmuskeln unterscheiden sich aber von diesen Muskeln, da sie meistens unbewusst eingesetzt werden. Sie müssen Tag und Nacht arbeiten! Im Traum bewegen sich die Augenlider und die Zähne knirschen. Während Sie dies hier lesen, runzeln Sie vielleicht die Stirn – hören Sie sofort auf damit! Wenn Sie telefonieren, wird Ihr Gesichtsausdruck Ihren Worten Nachdruck verleihen, auch wenn niemand Sie sieht.

Das Gesicht ist also immer in Bewegung. Leider stellen diese Bewegungen oft ein negatives Training dar, weil die Muskeln ungleichmäßig angespannt und entspannt werden.

Teamwork

Muskeln arbeiten im Team und ergänzen sich gegenseitig. Ein Muskel hebt die Stirn an, ein anderer senkt sie, ein Muskel zieht die Lippen zusammen, ein anderer zieht sie wieder auseinander. Im Idealfall arbeiten Muskeln harmonisch zusammen. Ein Muskel zieht sich zusammen, während sein „Partner" sich dehnt.

Unbewusste Mimik stört diese harmonische Zusammenarbeit, was dazu führt, dass manche Muskeln überdehnt oder übermäßig zusammengezogen werden, während dem entsprechenden Partnermuskel das gegenteilige Schicksal widerfährt. Und was passiert mit Gewebe, das ungleich gespannt, entspannt oder zusammengezogen wird? Tiefe Falten bilden sich in der Struktur – und diese erscheinen recht bald als Falten auf der Hautoberfläche.

Wenn beide Gesichtshälften nicht bewusst gleichmäßig trainiert werden, werden sie asymmetrisch – und Symmetrie, wie viele Studien in der Natur belegt haben, ist ein Grundprinzip von Schönheit. Schiefe Konturen und Falten erscheinen früher oder später am ganzen Körper. Im Gesicht passiert dies im Allgemeinen schneller, weil bis auf einen alle Muskeln an einem Ende mit Gewebe und nicht mit Knochen verbunden sind.

Das Gesicht besteht, genau wie alle anderen Körperteile, aus Muskeln, Gewebe und Nerven. Daher ist es eigentlich erstaunlich, dass es nicht einmal den eitelsten Menschen einfällt, das Gesicht zu trainieren. Ein Grund hierfür sind wohl die Versprechungen der Kosmetikindustrie, die viele überzeugt haben, dass die einzige Abhilfe gegen Falten von außen kommen muss. Ein weiterer Grund ist, dass die meisten Menschen sich ihrer Gesichtsmuskulatur nicht bewusst sind.

Als Erstes sollten wir uns daher mit der Gesichtsmuskulatur genauso vertraut machen, wie wir es mit den anderen willkürlich steuerbaren Muskeln sind.

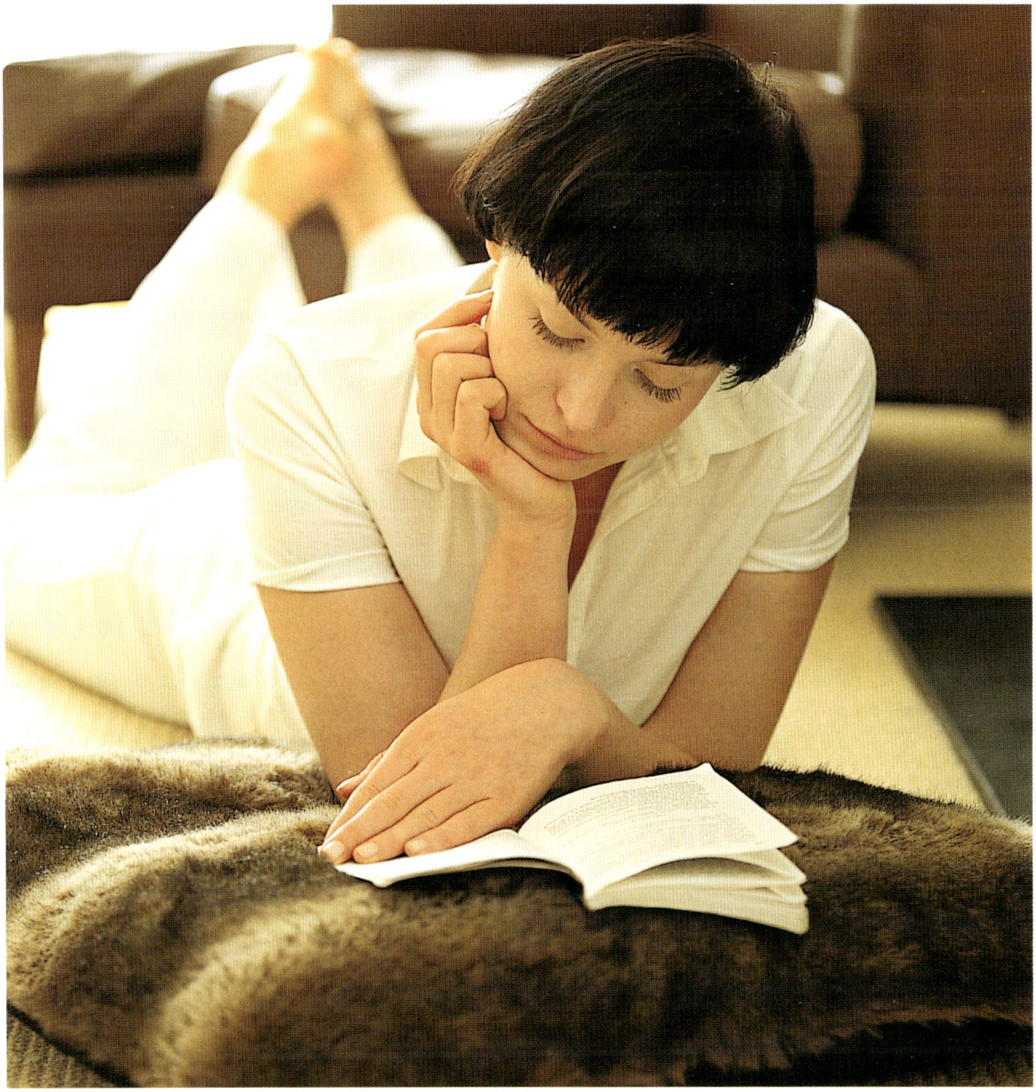

Wichtige Muskeln

Sie werden lernen, die Gesichtsmuskeln genauso wichtig zu nehmen, wie die Menschen im Fitnessstudio ihre Bauchmuskulatur, die den Bauch wie ein Korsett zusammenhält.

Gesichtstraining

Die Gesichtsmuskulatur beeinflusst die Konturen und kann relativ einfach trainiert werden. Natürlich wird die Gesichtsform weitgehend von der Knochenstruktur bestimmt. Sie können ohne Schönheitsoperation wenig gegen die große Nase oder die Segelohren machen, die Sie vielleicht geerbt haben. Sie können jedoch das Kinn stärken, Ihre Augen weniger tiefliegend, die Lippen voller und die Wangen hervorstehender machen, wenn Sie die entsprechenden Muskeln trainieren. Die Muskeln, die für den Gesichtsausdruck verantwortlich sind, befinden sich in zwei bis drei Lagen. Durch Training spüren Sie, wie diese Muskeln arbeiten. Dadurch wird Ihnen auch bewusst, wenn Sie diese Muskeln nicht richtig einsetzen. Öfter als uns lieb ist, setzen wir die Gesichtsmuskulatur ein, um Grimassen zu schneiden, zu zucken oder mürrisch zu schauen – genau die Bewegungen, die das Gesicht insgesamt nach unten ziehen. Wie wir jetzt wissen, folgt die mit dem Muskel verbundene Haut dem Muskel – nach unten!

Vielleicht haben Sie es schon gehört: Es braucht doppelt so viel Muskelanstrengung, um die Stirn zu runzeln, als um zu lächeln. Lächeln beansprucht nur den großen Jochbeinmuskel, aber für die gerunzelte Stirn arbeiten zwei bis drei Muskeln.

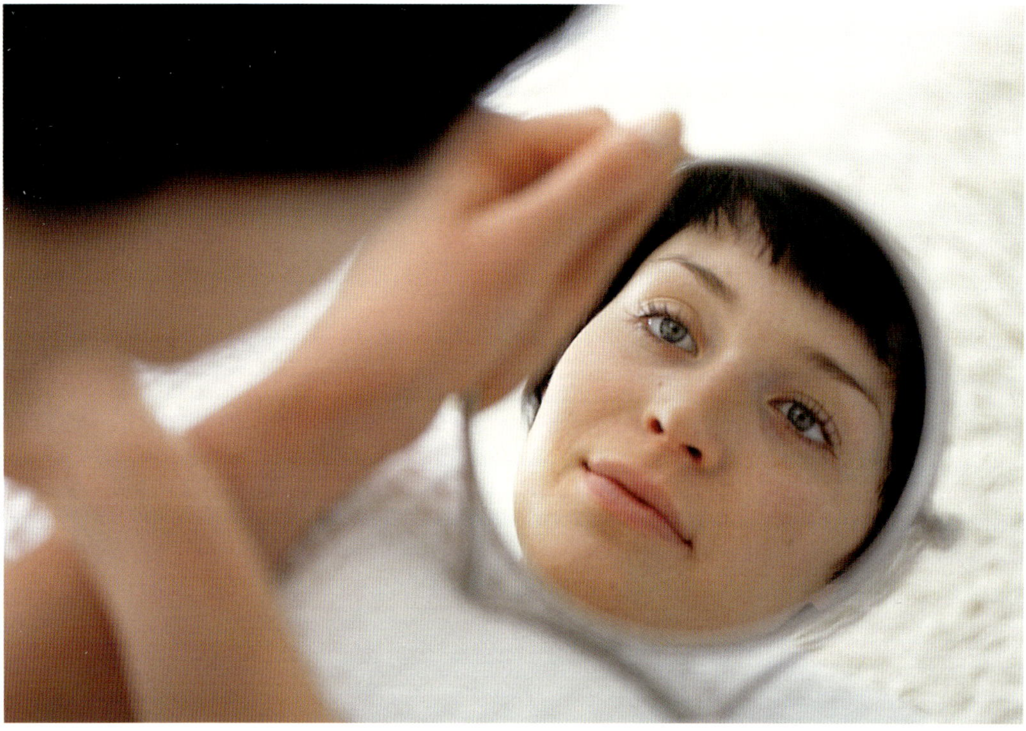

Alle Muskeln werden mit dem Alter schwächer. Im Gesicht fängt das langsam und subtil in den Zwanzigern an, in den Dreißigern wird es sichtbar, und wenn man 40 ist, fängt man an, sich Sorgen darüber zu machen. Mit Gesichtstraining kann man die Muskeln stärken und liften. Allerdings wird das Training im Laufe des Alters weniger wirkungsvoll.

Sehen Sie einmal genau hin

Wenn Sie immer noch nicht glauben wollen, dass die Gesichtsmuskeln Ihr Gesicht definieren, genauso wie die Deltamuskeln und Brustmuskeln die Schultern des professionellen Ruderers definieren, versuchen Sie einmal Folgendes: Legen Sie einen Spiegel auf den Boden und stellen Sie sich so hin, dass der Spiegel hinter Ihnen liegt. Spreizen Sie die Beine, sodass Sie stabil stehen. Beugen Sie sich aus den Hüften so weit nach vorne über, dass Sie das Gesicht im Spiegel sehen können. Sehen Sie die vielen lockeren Hautfalten im Gesicht? Wenn Sie die Gesichtsmuskeln stärken – so, wie sie in früheren Jahren waren – können Sie diese Schlaffheit wieder etwas verbessern.

Wie bereits gesagt – es ist sehr wichtig, dass Sie sich Ihrer Gesichtsmuskulatur bewusst werden, und zwar auch dann, wenn Sie nicht mit dem Kopf nach unten in einen Spiegel blicken.

Wenn Sie bereits mit Gesichtsmassage begonnen haben, kennen Sie sicher schon einige der Muskeln. Beim Gesichtstraining werden Sie merken, wie die einzelnen Muskeln arbeiten. Sie können natürlich nicht immer an alle Muskeln denken, aber wenn Sie lernen, die 17 Hauptmuskeln (s. S. 65) zu steuern, ist das ein guter Anfang für die allmähliche Verjüngung des ganzen Gesichts.

Obwohl die Gesichtsmuskeln mehr arbeiten als die meisten anderen Muskeln im Körper, sind sie gar nicht leicht zu steuern. Wenn wir fit sind, können wir auf Befehl losrennen oder eine Hantel hochheben – zumindest wissen wir, wie man diese Übung macht. Aber bitten Sie mal jemanden, die Nasenflügel aufzublähen, mit den Ohren zu wackeln oder die Kopfhaut zu bewegen – bestimmt kann er das nicht auf Anhieb.

Das kommt daher, dass wir die Muskeln, die diese Bewegungen steuern, nicht unbedingt im Alltag einsetzen. Glücklicherweise haben genau diese Muskeln keinen Einfluss auf Gesichtsform und Teint, also müssen sie nicht unbedingt ins Trainingsprogramm aufgenommen werden. Aber es gibt noch andere, zu selten eingesetzte Gesichtsmuskeln, mit denen Sie sich beschäftigen sollten.

Diese Muskeln sind natürlich nicht völlig untätig. Sie werden oft im Schlaf bewegt oder wenn andere, wichtigere Muskeln arbeiten. Wie kann man lernen, diese Muskeln zu erkennen, zu spüren und dann ganz bewusst zu bewegen? Es ist ein bisschen so wie das Erlernen einer Fremdsprache. Sie müssen wissen, welche Muskeln für welche Bewegungen verantwortlich sind. Bleiben wir bei der Fremdsprache: Viele Menschen behalten ihren Akzent, egal wie lange sie im Ausland leben. Das liegt daran, dass sie die gleichen Muskeln in Zunge und Lippen zum Sprechen benutzen wie bei ihrer Muttersprache. Um den Akzent zu verlieren, muss man von einem Muttersprachler der Fremdsprache lernen, wie die Zunge bewegt werden muss, um einen bestimmten Laut zu produzieren. Wenn man das gelernt hat, heißt es viel üben. Meistens klappt es dann nach einer Weile.

Körperliche Ausdauer ist nur ein Aspekt, Vorstellungskraft gehört aber auch dazu. Versuchen Sie, sich die Muskeln auch bildlich vorzustellen, damit rücken sie stärker in Ihr Bewusstsein.

Alter ist keine Entschuldigung

Je früher Sie mit Gesichtsgymnastik anfangen, desto besser. Wenn Sie mit 20 beginnen, können Sie die Faltenbildung einige Jahre hinauszögern. Junge Muskeln lassen sich durch Training schneller aufbauen als ältere Muskeln, weil sie elastischer sind und nicht so empfindlich.

Aber es ist nie zu spät. Menschen, die Schönheitsoperationen im Gesicht machen lassen, wird Gesichtstraining empfohlen – und die meisten sind Ende 40 und älter. Einige Chirurgen empfehlen ihren Patienten, bereits vor der Operation Gesichtstraining zu machen, um Muskeln zu stärken und das Gesicht während der Genesungsphase widerstandsfähiger zu machen.

So altert ein Muskel

Mit Anfang 30 beginnen alle Muskeln zu schwinden, da die Fasern Protein verlieren. Die Anzahl der Fasern bleibt zwar gleich, der Durchmesser der einzelnen Faser verringert sich aber, also wird der Muskel dünner. Die Muskeln verlieren auch Flüssigkeit, werden also trockener. Sie werden aber nicht kürzer, sondern durch häufiges Dehnen sogar eher länger. Deshalb wird das Gesicht im Laufe der Jahre schlaffer.

Der Prozess vollzieht sich langsam und meist unbemerkt – es sei denn, Sie sehen sich Fotos vom Oberarm einer 25-Jährigen und einer 45-Jährigen an. Die Oberkörpermuskeln schwinden in der Regel schneller als z. B. die Beinmuskulatur, weil sie nicht ständig durch Gewicht beansprucht werden. Man kann sich vorstellen, wie schnell die Gesichtsmuskulatur schwächer wird, wenn man sie nicht bewusst trainiert.

Der Rückgang der Muskulatur wird außerdem von einem Rückgang in der Produktion von Steroiden in den Adrenalin- und Sexualdrüsen begleitet. Diese Hormone sind unter anderem für glatte, geschmeidige Haut verantwortlich. Durch Training kann man den Rückgang der Hormonpegel etwas verlangsamen. Also hat das Muskeltraining viele Vorteile.

Zusätzliche Vorteile

Nicht nur die Muskeln unter der Haut profitieren vom Gesichtstraining. Eine Runde Gesichtstraining scheint auch für das umliegende Bindegewebe Vorteile zu bringen. Gesichtstraining erhöht die Zufuhr von Sauerstoff und Nährstoffen ins Gewebe. Dadurch wird das Zellwachstum der elastischen Fasern gefördert.

Das Zurückgehen von Gesichtsfett ist ein weiterer Nachteil des Alters. Auch wenn die meisten Frauen ihr Leben lang Fettgewebe als ihren größten Feind betrachten, vermissen sie es, wenn es aus dem Gesicht verschwunden ist. Dort wo einst Fett war, bilden sich nämlich Falten. Das fällt am meisten dort auf, wo die Haut am dünnsten ist, wie z. B. in der Augengegend. Wenn um die Augen weniger Fettgewebe ist, wirken die Augen hohler, was oft noch durch Ringe dunkler werdender Haut verstärkt wird. Da die Fettvorräte im ganzen Gesicht schwinden, wird das Gesicht hagerer.

Eine Lösung wäre, mehr Kalorien zu verzehren, indem Sie mehr fetthaltige Lebensmittel essen – dann müssten Sie aber gleichzeitig einen größeren Bauchumfang akzeptieren. Eine attraktivere Lösung bietet das Gesichtstraining, bei dem starke Muskeln für straffere Haut sorgen.

Die Gesichtsmuskeln

Im Gesicht befinden sich über 50 Muskeln. Weitere 40 Muskeln tragen zur Mimik bei, die meisten davon befinden sich im Hals und oben an den Schultern. Keine Angst, Sie müssen nicht einmal die Hälfte dieser Muskeln trainieren, um Teint und Kontur des Gesichts entscheidend zu verbessern.

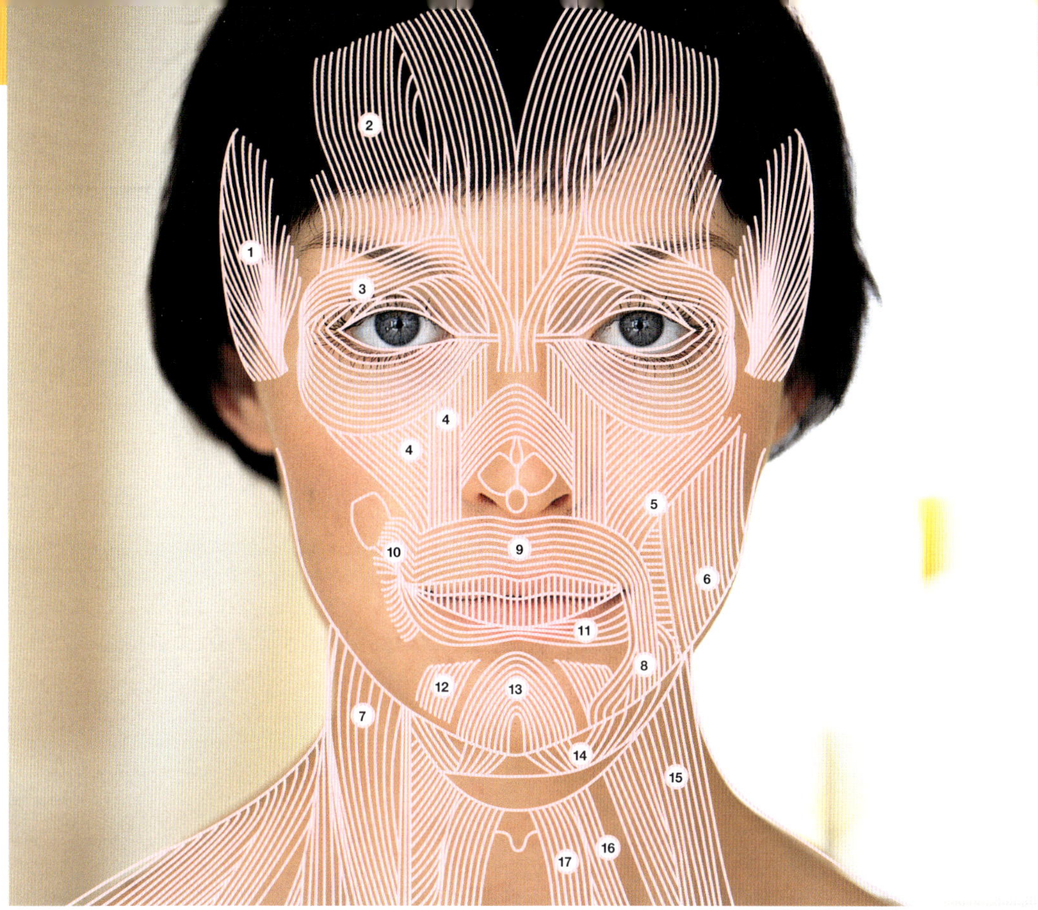

1. **M. temporalis:** die Schläfenmuskeln, mit denen der Kiefer geschlossen wird
2. **M. frontalis:** die Augenbrauenheber, die für das Zusammenziehen der Augenbrauen verantwortlich sind
3. **M. orbicularis oculi:** der Ringmuskel um das Auge, der für die Lachfalten verantwortlich ist
4. **M. levator labii superioris:** der Oberlippenmuskel, der ein Lächeln auf die Oberlippe zaubert
5. **M. zygomaticus:** der Wangenknochenmuskel, der bei der Mundbewegung mithilft
6. **M. masseter:** der Kaumuskel, der den Kiefer schließt
7. **M. sternocleidomastoideus:** Dieser Muskel verbindet Brustknochen und Schlüsselbein mit dem Schädel und ist für das Drehen des Kopfes verantwortlich.
8. **M. triangularis:** Dieser dreieckige Muskel wirkt beim Herunterziehen der Mundwinkel mit.
9. **M. orbicularis:** der obere Ringmuskel der Lippe, der auch für die Bewegung der Lippen zuständig ist
10. **M. buccinator:** Diese tief liegenden Muskeln tragen zur Grübchenbildung bei.
11. **M. orbicularis orbis inferioris:** Ringmuskel der Unterlippe, der die Lippen bewegt
12. **M. depressor labii inferioris:** Unterlippensenker
13. **M. mentalis:** der Kinnmuskel
14. **M. digastricus:** Dieser Muskel hält das Doppelkinn und sorgt für Beweglichkeit des Unterkiefers.
15. **M. scalenus medius:** der ungleichseitige Dreiecksmuskel
16. **M. omhyoideus:** Muskel der Schulterblätter
17. **M. sternohyoideus:** der Brustknochenmuskel

Haltung

Die meisten von uns verbringen viel zu viel Zeit im Sitzen und das tut unserem Gesicht nicht gut. Meistens sitzen wir noch dazu schief – es sei denn, Rückenschmerzen oder ein Schulterproblem zwingen uns zum Aufrechtsitzen. Schlechte Haltung wirkt sich negativ auf Gesicht und Hals aus. Das Aufrechthalten des Körpers ist eine Übung, die Hals- und Gesichtsmuskeln trainiert. Wenn Schulter- und Halsmuskeln durch schlechte Haltung geschwächt oder verdreht werden, führt das zu einer geringeren Durchblutung des Gesichts.

Unsere Haltung wird von vielen Körperteilen beeinflusst. Wenn Sie sich beim Einüben einer guten Haltung auf die vier im Folgenden besprochenen Körperregionen konzentrieren, werden Sie Verbesserungen erreichen, die sich auch im Gesicht zeigen.

Der Hals

Der Kopf eines erwachsenen Menschen wiegt etwa 5 kg. Er benötigt daher die volle Unterstützung des Halses und Nackens, damit man ihn überhaupt halten kann. Die meisten Menschen halten den Kopf zu weit zurück, dadurch wird der Hals strapaziert, wenn man den Kopf nach vorne neigt. Die daraus resultierende Verspannung im Nacken unterbricht den Blutfluss zum Gesicht und die unterstützenden Muskeln erhalten nicht das Training, das sie benötigen – sie werden schwächer. Eine deutlich sichtbare Folge davon ist ein faltiger Hals.

Um die Verspannungen im Hals und Nacken zu lösen, machen Sie täglich ein paar Nackenbeugen: Entspannen Sie beim Ausatmen die Schultern und lassen Sie den Kopf nach vorne fallen. Nehmen Sie dann den Kopf zurück, lassen Sie ihn auf der Wirbelsäule ruhen und neigen Sie ihn erst nach links und dann nach rechts, sodass die Ohren sich den Schultern nähern. Machen Sie sich keine Sorgen, wenn Sie bei jeder Bewegung ein alarmierendes Knacken hören – das kommt vor, wenn sich die Verspannungsknoten lösen.

Um den Nacken so zu halten, dass er praktisch die Verlängerung des Rückgrats bildet – wie es sein sollte – versuchen Sie es einmal mit dieser bildlichen Vorstellung: Stellen Sie sich vor, dass vom Scheitel aus ein Faden nach oben in den Himmel führt. Dieses Bild sollte Ihnen dabei helfen, den Kopf an dem entscheidenden Gelenk aufrecht zu halten, nämlich dort, wo der Schädel auf den ersten Wirbel trifft. Gleichzeitig sollten Sie die Schultern nicht hochziehen, sondern entspannen.

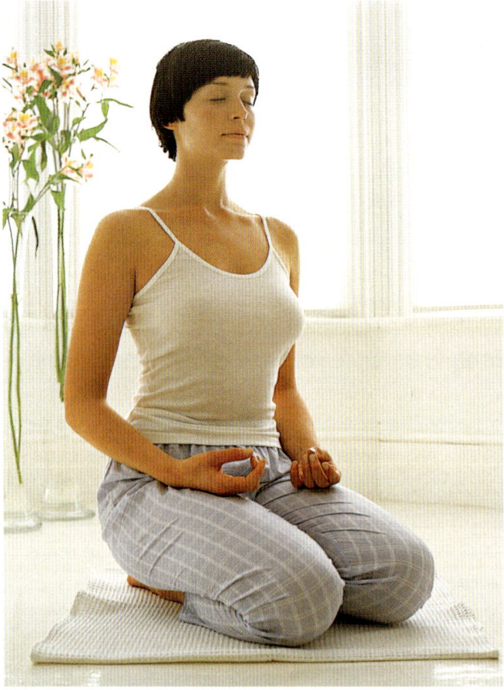

Oberer Rücken und Schultern

Wenn wir auf unsere schlechte Haltung aufmerksam gemacht werden, ziehen wir automatisch die Schultern zurück, als müssten wir strammstehen. Dies führt zu Verspannungen in Nacken und Schultern, verkürzt das Rückgrat und behindert die Atmung. Öffnen Sie die Schultern und stellen Sie sich vor, wie das Rückgrat sich verlängert, sodass sich der Abstand zwischen den einzelnen Wirbeln vergrößert.

Stellen Sie sich vor, dass sich die Schulterblätter nach unten bewegen. Dies öffnet den Brustkorb und ermöglicht den Rückenmuskeln, länger zu werden. Dadurch haben die Lungen viel Platz sich auszudehnen.

Das Becken

Das Becken ist das Zentrum der Schwerkraft des Körpers und ist somit für eine gute Haltung entscheidend.

Die meisten Menschen tendieren unbewusst dazu, das Becken nach vorne zu strecken. Das belastet den unteren Rücken und sieht nicht gerade elegant aus. Um das auszugleichen, machen Sie täglich ein paar Beckenübungen und schieben dabei das Becken mit Schwung nach vorne – denken Sie dabei an Elvis Presley! Wiederholen Sie diese Übung mehrmals.

Die Füße

Es gibt wohl kaum ein anderes Körperteil, das wir schlechter behandeln. Im Namen der Mode stecken Frauen die Füße in Schuhe, die so wenig mit der Fußform zu tun haben wie eine Bananenschale mit einem Kürbis. Fußballenverletzungen, Blasen und Schwielen sind oft das Resultat von ungesunden Schuhen und bringen zwar den Fußpflegerinnen Arbeit, tun aber der Körperhaltung keinen Gefallen. Außerdem spiegelt sich das körperliche Unbehagen im Gesicht wider.

Stellen Sie sich barfuß oder mit leichten Schuhen bekleidet auf den Boden. Öffnen Sie den Brustkorb, indem Sie die Schultern weit auseinanderziehen. Verteilen Sie Ihr Körpergewicht gleichmäßig auf Fersen und Ballen und spreizen Sie die Zehen.

Verteilen Sie Ihr Gewicht gleichmäßig auf beide Füße. Ungleichgewicht überträgt sich auf die Hüfte und von dort auf das Rückgrat. Das Rückgrat macht eine Drehung, um die Bewegung auszugleichen, was zu Verspannungen im Nacken führt.

Nehmen Sie sich Zeit

Da Muskeln langsam altern, verbessern sie sich durch Training auch nur langsam. Machen Sie also nicht in der Hoffnung auf eine schnelle Besserung mehr Training als vorgeschlagen. Das funktioniert nicht und frustriert. Möglicherweise geben Sie dann schneller auf und gehen auf die Suche nach dem neuesten Anti-Aging-Gel.

Am Anfang des Trainings werden Sie schon nach wenigen Minuten eine Verbesserung Ihres Teints bemerken. Das liegt allerdings an der verbesserten Durchblutung, nicht an strammeren Muskeln. Sie könnten das gleiche Ergebnis erzielen, wenn Sie sich jeden Morgen ein paar Minuten auf den Kopf stellen. Die Wirkung der besseren Durchblutung verschwindet schnell wieder, wenn Sie nicht mindestens jeden zweiten Tag trainieren.

Da Muskeln unterschiedlich groß sind und sich manche näher an der Hautoberfläche befinden als andere, verbessern sie sich auch unterschiedlich. Eine Verbesserung der Wangenmuskulatur sollte man bereits nach ein paar Wochen sehen können. Bei Hals und Kinn kann es länger dauern.

Drei Schritte zum durchtrainierten Gesicht

Die Übungen auf den folgenden Seiten bestehen aus drei Schritten und basieren auf einem Prinzip, das wir hier kurz erläutern.

Muskel finden: Auch wenn das ganz klar zu sein scheint – bevor Sie einen Muskel trainieren, müssen Sie ihn finden. Untätige Muskeln stehen nicht hervor, und es bedarf einiger Übung, bis man auch die kleinen Muskeln findet. Am Anfang sollten Sie die Übungen vor dem Spiegel machen. Wenn Sie dabei lachen müssen, umso besser: Lachfältchen sind besser als Stirnfurchen!

Widerstand aufbauen: Wenn man einen Widerstand schafft, gegen den der Muskel arbeiten muss, wird der Blutfluss zu diesem Muskel zunächst einmal verringert. Dann jedoch schießt frisches Blut in die Gefäße und bringt zusätzlichen Sauerstoff, der den Muskel nährt und aufbaut.

Muskel entspannen: Der trainierte Muskel muss danach ganz bewusst entspannt werden. Sonst verhindern Verspannungen eine gute Durchblutung, was wiederum zu Muskelkrämpfen führen kann.

Tipps fürs Gesichtstraining

Sorgen Sie dafür, dass das Gesicht entspannt ist, bevor Sie mit dem Training anfangen (s. S. 130–134).

- Wenden Sie eine leichte Creme oder ein Öl an, sodass die Haut nicht spannt. Waschen Sie das Gesicht davor gründlich.
- Die Muskeln müssen vor dem Training angewärmt werden, das gilt insbesondere, wenn Sie Problemzonen regelmäßig trainieren.
- Machen Sie die Übungen am Anfang vor dem Spiegel, sodass Sie das Gesicht und die Bewegungen beobachten können.
- Ziehen Sie niemals an der Haut! Bei Übungen gegen einen Widerstand wird der Muskel bewegt, nicht die Haut.
- Wenn Sie Schmerzen haben, hören Sie sofort auf. Wahrscheinlich haben Sie den falschen Muskel trainiert. Lesen Sie die Anweisungen noch einmal und versuchen Sie, den Muskel zu visualisieren. Konzentrieren Sie sich auf den Muskel und machen Sie die Übung etwas später noch einmal.
- Bei Übungen, die Muskeln in beiden Gesichtshälften betreffen, müssen Sie diese gleichmäßig trainieren. Symmetrie ist das Grundprinzip körperlicher Schönheit.
- Üben Sie, wenn möglich, jeden Tag: Wie auch bei jedem anderen Körpertraining gilt, dass kurze, regelmäßige Übungseinheiten mehr bringen als seltene, lang andauernde Sitzungen.
- Nehmen Sie sich für jede Übung Zeit: Es bringt mehr, eine einzige Übung korrekt auszuführen, als zehn verschiedene nur so nebenbei zu machen.
- Gönnen Sie sich zwischen den Übungen eine Pause. Die Pause sollte genauso lange dauern wie die Übung.
- Konzentrieren Sie sich auf die Atmung und halten Sie niemals den Atem an.
- Selbst wenn Sie müde oder in Eile sind, sollten Sie immer die Entspannungsübungen zum Abschluss des Trainings durchführen.

Sie werden jetzt vielleicht einwenden, dass Sie gar nicht jeden Tag genügend Zeit haben, um sich an alle diese Vorgaben zu halten. Vergessen Sie aber nicht, dass Sie das Gesichtstraining ohne besondere Ausrüstung jederzeit und überall ausüben können – selbst in der Schlange an der Kasse im Supermarkt!

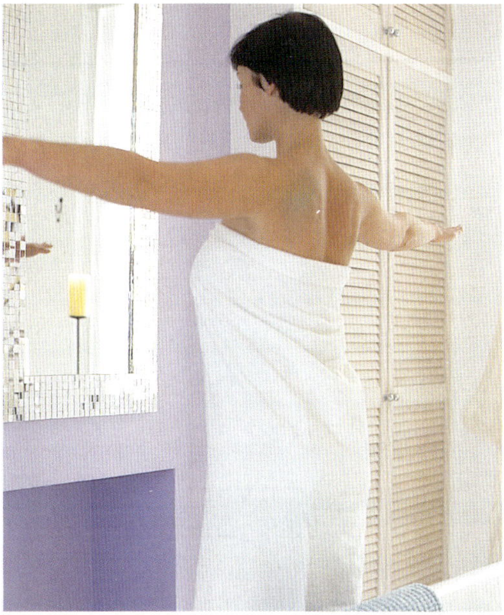

Und wenn Sie ein paar seltsame Blicke ernten, denken Sie daran: Würden die lachenden Zuschauer sich selbst mit ihren Hängebacken und Augenfältchen im Spiegel sehen, würde ihnen das Lachen schnell vergehen!

Vorher und nachher

Egal welchen Körperteil Sie trainieren, es ist wichtig, dass Sie sich vorher aufwärmen und danach entspannen. Durch das Aufwärmen werden Muskelverspannungen gelöst und die Durchblutung gefördert. Die Entspannungsübungen danach verhindern Krämpfe und andere Schmerzen. Das Gesicht macht da keine Ausnahme: Die Übungen auf den folgenden Seiten wirken am besten, wenn Sie sich an die Aufwärm- und Entspannungsregeln halten.

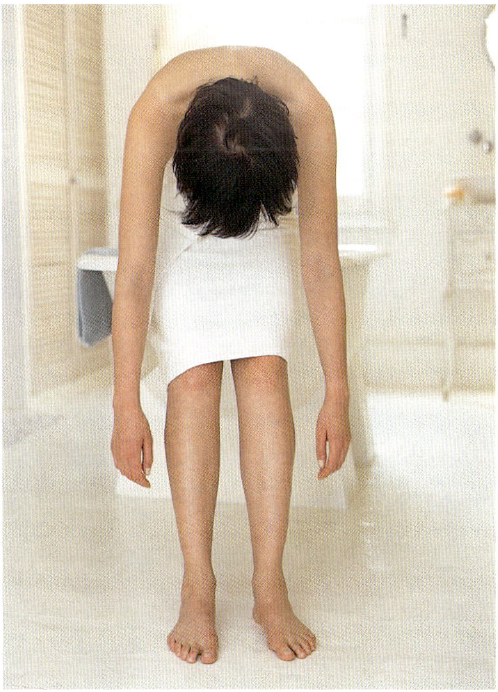

Aufwärmen: Stellen oder setzen Sie sich aufrecht hin und strecken Sie die Arme seitwärts in Schulterhöhe vom Körper weg. Kreisen Sie die Arme zehnmal vom Schultergelenk aus nach vorne. Machen Sie das Gleiche mit der kreisenden Bewegung nach hinten. Wiederholen Sie die Übung in beide Richtungen etwa drei- bis fünfmal und machen Sie dabei bei jedem Durchgang den Kreis etwas größer. Dadurch wird der gesamte Hals- und Nackenbereich gelockert und die Durchblutung gefördert.

Entspannen: Wiederholen Sie die Aufwärmübung und lassen Sie dann den Oberkörper nach vorne fallen, sodass der Kopf fast die Knie berührt. Der Oberkörper sollte jetzt völlig entspannt sein, die Arme hängen wie Pendel nach unten. Atmen Sie tief ein und aus. Das unterstützt den Lymphfluss, der die Giftstoffe, die sich während des Trainings gebildet haben, entsorgt.

Regelmäßiges Training

Sie müssen natürlich nicht alle hier beschriebenen Übungen machen. Suchen Sie sich vier oder fünf aus, die sich auf Ihre Problemzonen konzentrieren. Verwenden Sie nicht mehr als eine Minute auf jede Übung. Stellen Sie das Buch so auf, dass Sie die Übungen verfolgen können. Beobachten Sie sich dabei im Spiegel. Wenn Sie die Übungen verinnerlicht haben, können Sie Buch und Spiegel beiseitelegen und die Übungen immer und überall ausführen.

Stirn

Wirkt auf den M. frontalis, der über die Stirn läuft. Verhindert bzw. verringert horizontale Stirnfalten.

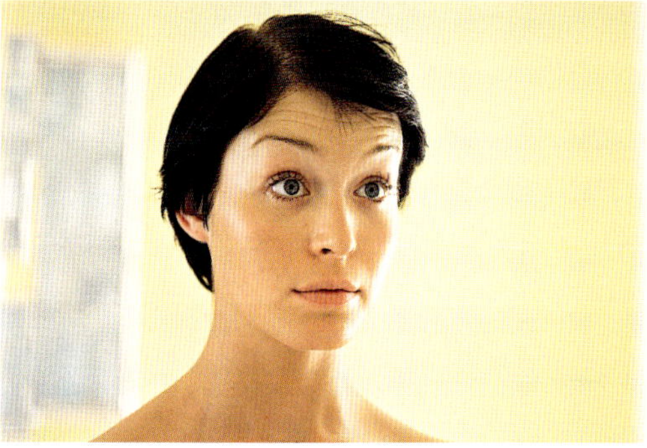

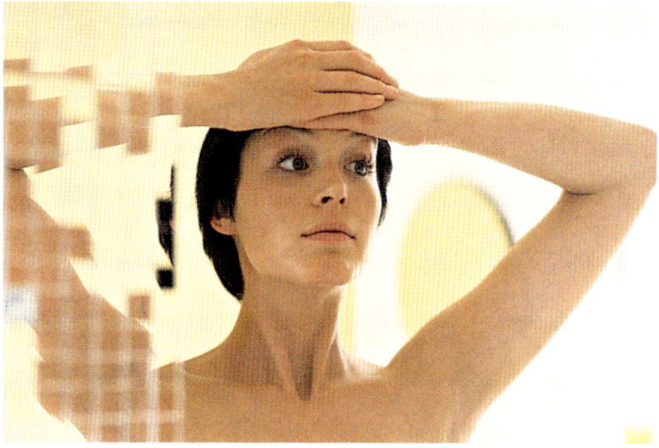

1 Der Muskel lässt sich leicht finden. Runzeln Sie einfach die Stirn.

2 Legen Sie die Hände aufeinander auf die Stirn wie in der Abbildung. Üben Sie Druck aus. Dies ist der einzige Gesichtsmuskel, der an beiden Enden mit Knochen verbunden ist, deshalb müssen Sie sich keine Sorgen machen, wenn Sie ziemlich fest drücken. Ziehen Sie den Muskel gegen den Druck der Hände zum Haaransatz. Fünf Sekunden halten, dann nachspüren. Wiederholen Sie diese Übung viermal.

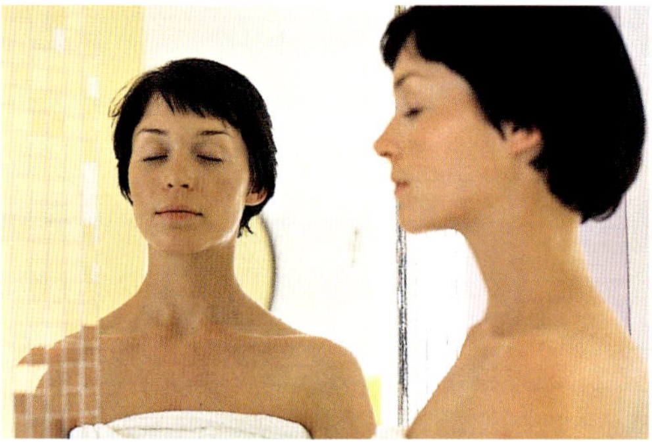

3 Um den Stirnmuskel zu entspannen, schließen Sie die Augen und schielen Sie. Fünf bis zehn Sekunden halten. Wiederholen Sie die Übung drei- bis viermal.

Augen

Wirkt auf die Augenringmuskeln. Hilft bei Hängelidern und verzögert die Bildung von Augenfältchen bzw. sie werden weniger deutlich ausfallen.

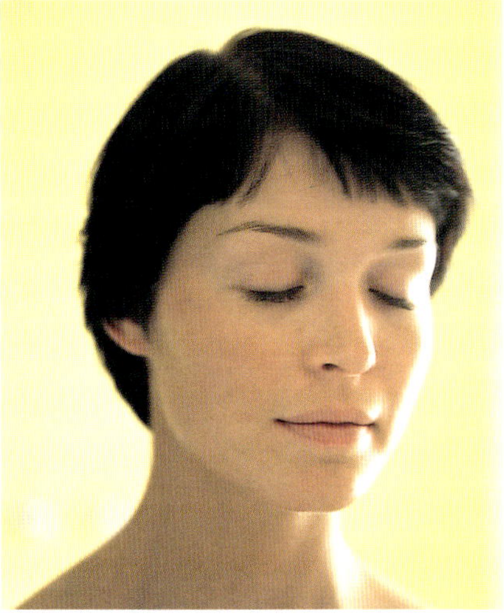

1 Schließen Sie die Augen und starren Sie geradeaus. Sie können den Augenringmuskel, der sich um beide Augen zieht, spüren.

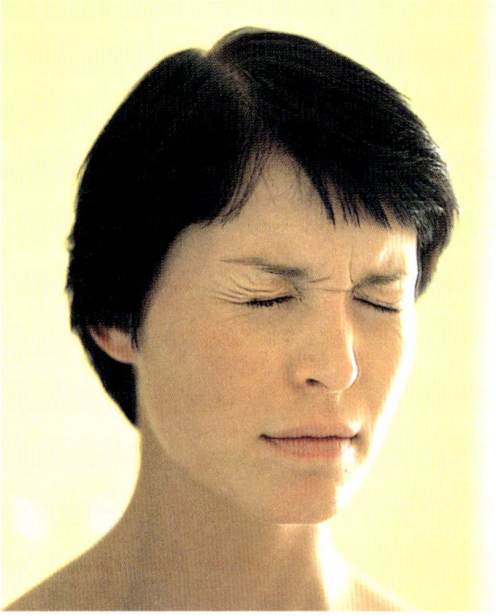

2 Pressen Sie die geschlossenen Augen fest zusammen und bewegen Sie die Pupillen dabei nach innen, sodass Sie schielen. Machen Sie das ein paar Sekunden lang. Öffnen Sie die Augen so weit wie möglich und starren Sie sofort auf einen unbeweglichen zentralen Punkt, damit die Pupillen wieder in Mittelstellung kommen.

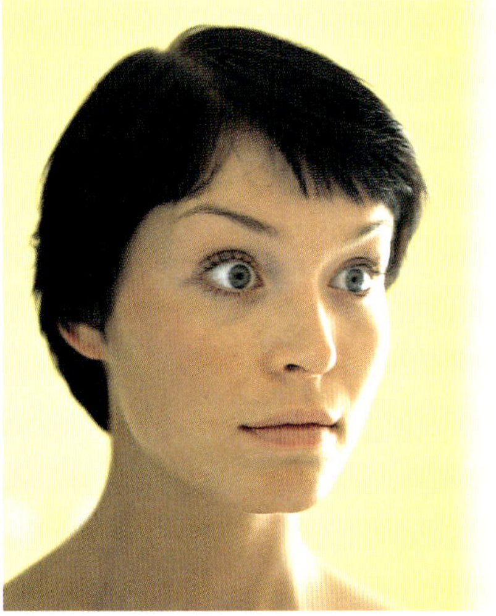

3 Blinzeln Sie zehn- bis fünfzehnmal schnell hintereinander, öffnen Sie die Augen dabei jedes Mal sehr weit und schließen Sie sie wieder sanft. Warten Sie, bis sich die Pupillen wieder normal anfühlen.

Nase

Wirkt auf den Hauptnasenmuskel, der mit dem Knochen verbunden ist, in dem die oberen Eckzähne verankert sind. Mit dieser Übung können Sie das altersbedingte Wachstum der Nase verringern, indem der Muskel gestärkt wird und flexibel bleibt.

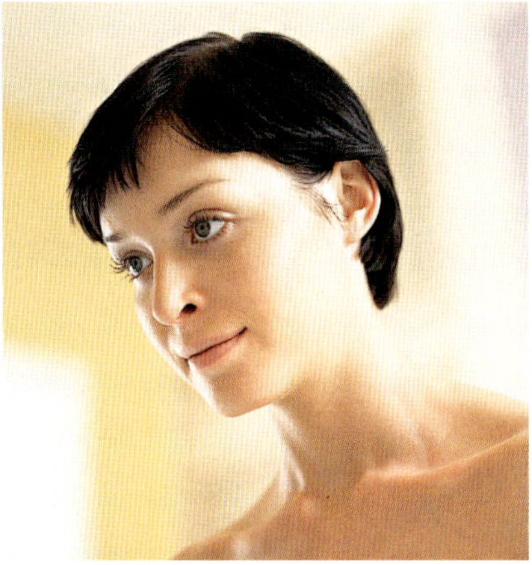

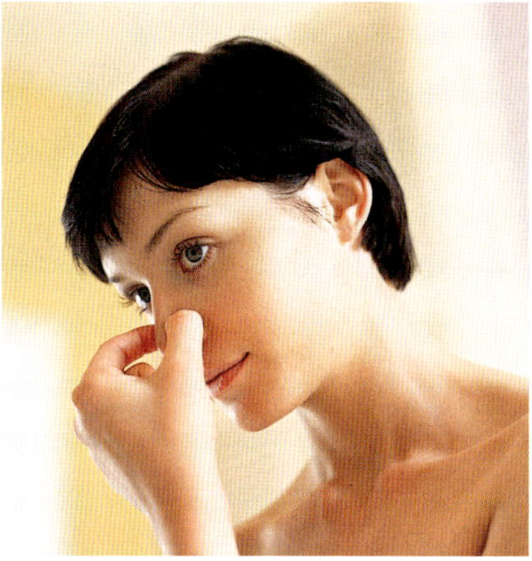

1 Ziehen Sie die Nasenlöcher zusammen, während Sie langsam und tief einatmen. Ziehen Sie die Nase hoch und schniefen Sie. Blähen Sie beim Ausatmen die Nasenlöcher auf. Wiederholen Sie die Übung sechs- bis siebenmal.

2 Wiederholen Sie Schritt 1, während Sie die Nasenlöcher sanft zwischen Daumen und Zeigefinger leicht zuhalten. Atmen Sie langsam durch die Nase aus. Achten Sie darauf, wie sich dabei der Brustkorb senkt.

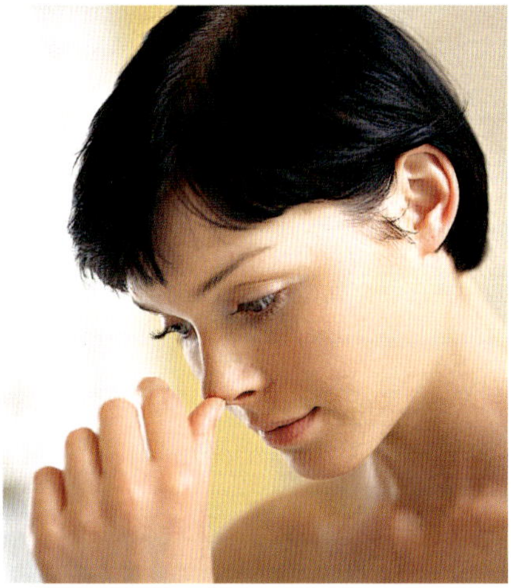

3 Drücken Sie mit dem Daumen die Nasenspitze nach oben. Ziehen Sie sie dann mit Daumen und Zeigefinger wieder nach unten. Wiederholen Sie die Übung vier- bis fünfmal.

Mund und Kinn

Wirkt auf den unteren Lippenmuskel, der die Unterlippe bewegt, und auf den kleinen dreieckigen Kinnmuskel. Durch Trainieren dieser Muskeln hängen die Mundwinkel und Backen nicht so schnell herunter. Verbessert außerdem Kontur und Farbe der Lippen.

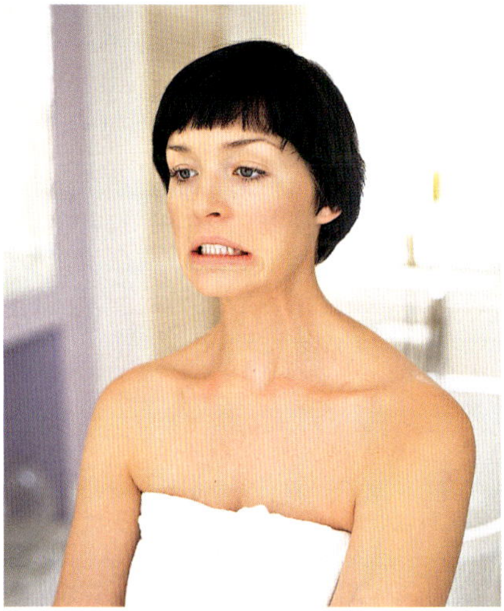

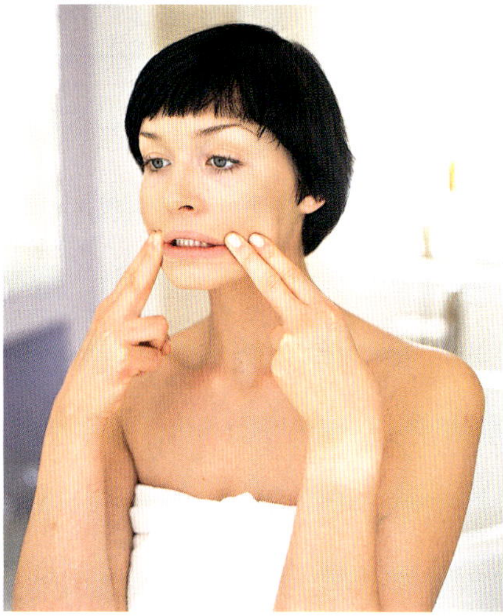

2 Drücken Sie beide Zeige- und Ringfinger in die Mundwinkel und ziehen Sie die Mundwinkel gegen den Widerstand der Finger nach unten.

1 Öffnen Sie den Mund, lassen Sie aber die Zähne zusammen. Ziehen Sie die Mundwinkel seitwärts, sodass die untere Zahnreihe sichtbar wird.

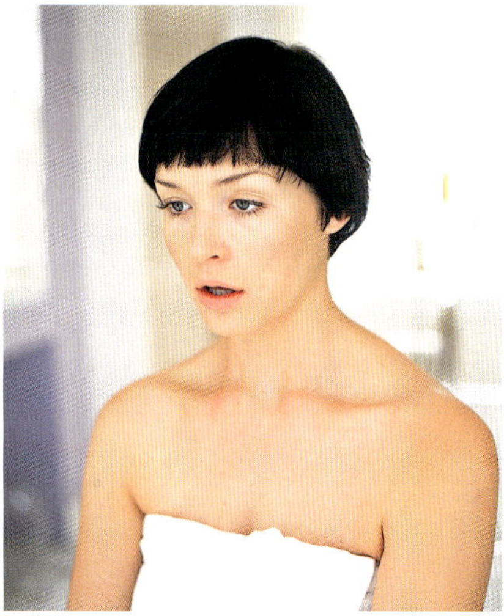

3 Öffnen Sie den Mund ein wenig und schütteln Sie leicht den Kopf, um Verspannungen in der Kinngegend zu lösen.

Übungen für Problemzonen

Hals

Wirkt auf die vier Hauptmuskeln, die auf beiden Seiten neben dem Adamsapfel entlanglaufen. Stärkt den Hals und hebt das Brustgewebe. Dabei wird die Durchblutung des Gesichts erhöht.

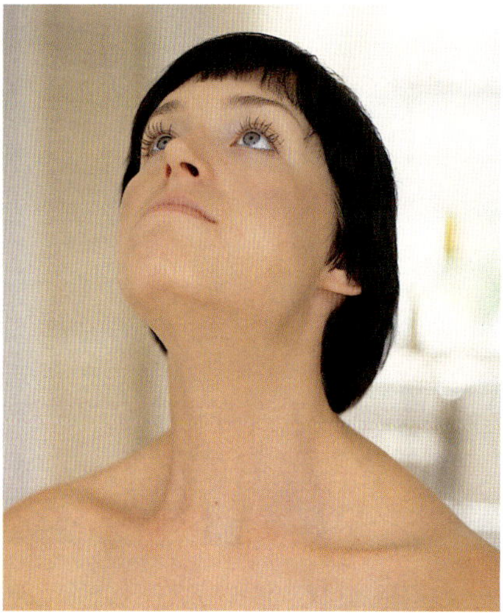

1 Nehmen Sie den Kopf zurück und strecken Sie den Unterkiefer vor, sodass die untere Zahnreihe über der oberen Zahnreihe ist. Spüren Sie, wie sich die Halsmuskeln sehr stark dehnen. Atmen Sie tief aus.

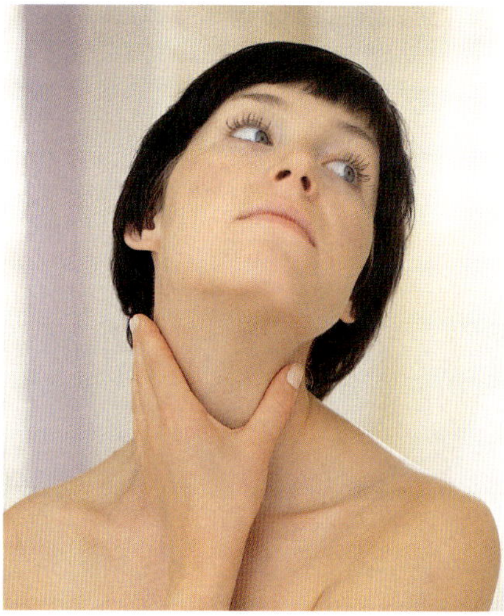

2 Drehen Sie den Kopf abwechselnd nach links und rechts und versuchen Sie dabei, über die Schulter zu sehen. Umfassen Sie den Hals wie auf der Abbildung und bewegen Sie den Kopf wieder nach links und rechts.

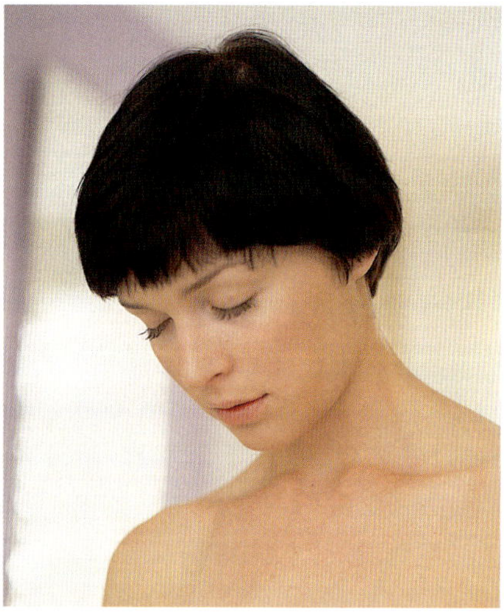

3 Lassen Sie den Kopf nach vorne fallen und bewegen Sie ihn mehrmals leicht nach vorne und hinten und dann von rechts nach links.

Stirnfalten

Wirkt auf den zentralen Teil des Stirnmuskels und glättet so horizontale Stirnfalten.

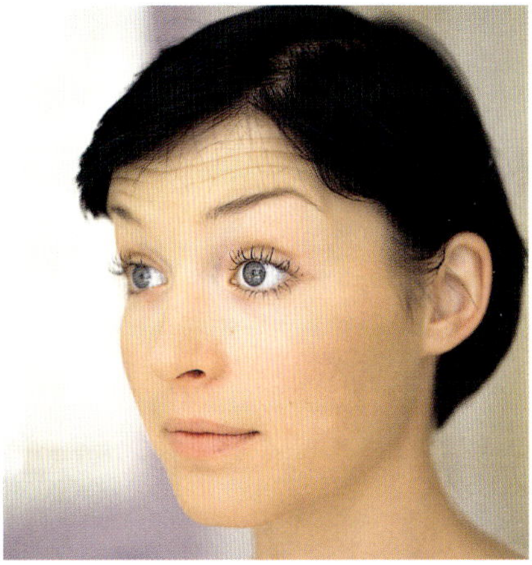

1 Heben Sie die Augenbrauen an, machen Sie die Augen weit auf und starren Sie auf einen unbeweglichen Punkt vor Ihnen.

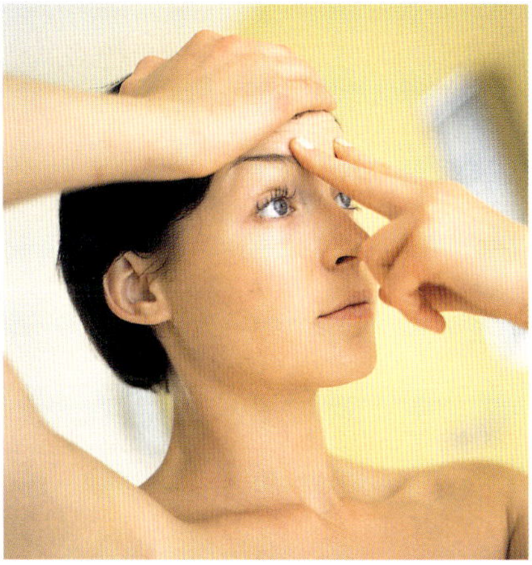

2 Spreizen Sie die Zeige- und Mittelfinger der linken Hand und legen Sie die Fingerspitzen knapp oberhalb der Augenbrauen an die Stirn. Legen Sie die rechte Hand oben an die Stirn zum Haaransatz. Heben Sie gegen den Widerstand die Augenbrauen.

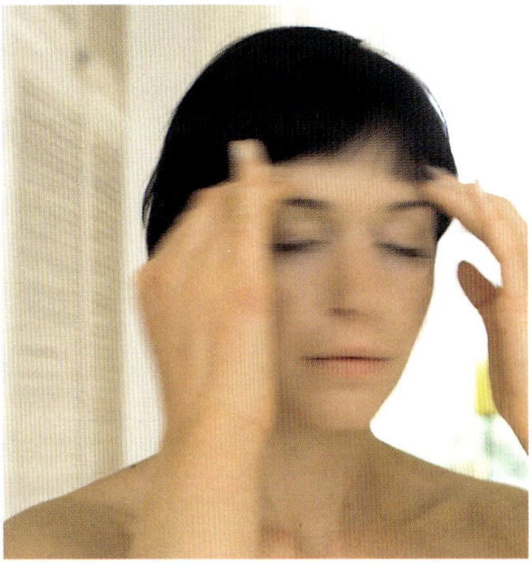

3 Drücken Sie mit den drei mittleren Fingern beider Hände an die Stelle über den Augenbrauen und schütteln Sie sanft den Kopf.

Lachfalten

Wirkt auf die Muskeln der Oberlippe. Lässt die Falten, die vom äußeren Ende der Nasenlöcher zu den Mundecken laufen, schwächer werden.

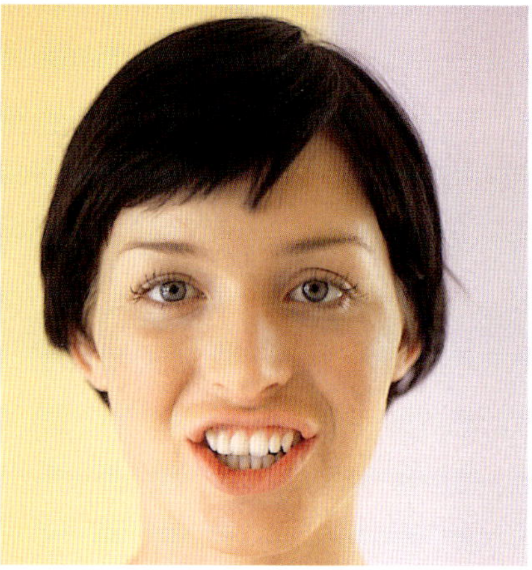

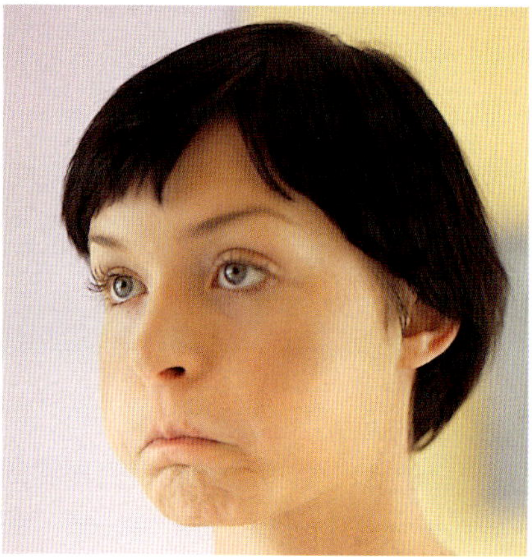

1 Öffnen Sie den Mund etwa 2 cm weit und heben Sie dabei die Oberlippe so an, dass die Zähne sichtbar werden. Entspannen Sie Mund- und Halsmuskeln. Sie müssten in den Wangen eine Anspannung spüren.

2 Saugen Sie Luft in die eine Wange und schieben Sie diese dann in die andere. Saugen Sie dann Luft in beide Wangen und unter die Oberlippe, sodass keine horizontalen und vertikalen Falten mehr sichtbar sind. Machen Sie Kaubewegungen. Wiederholen Sie das fünf- bis zehnmal.

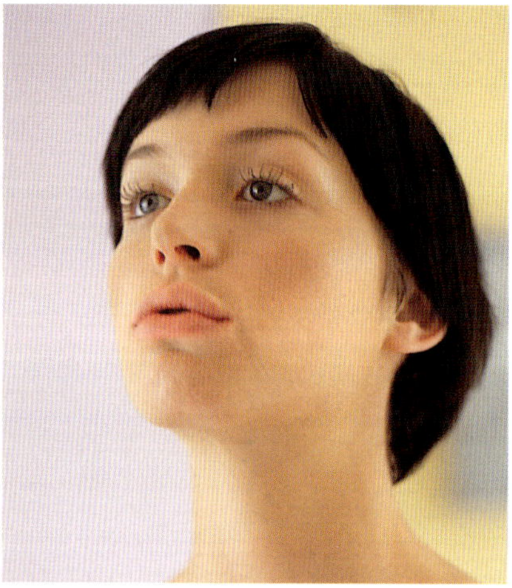

3 Schürzen Sie die Lippen ein wenig, öffnen Sie den Mund so, als würden Sie Blasen machen und atmen Sie sanft aus.

Hängebacken

Wirkt auf den Kaumuskel. Bringt das Seitenprofil der Wangen in Form und hebt sie an.

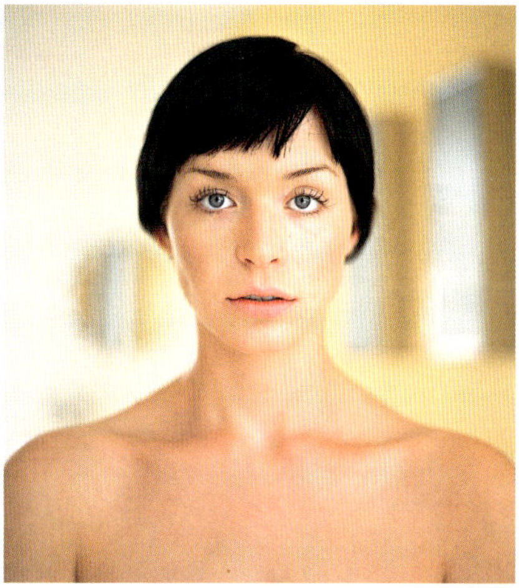

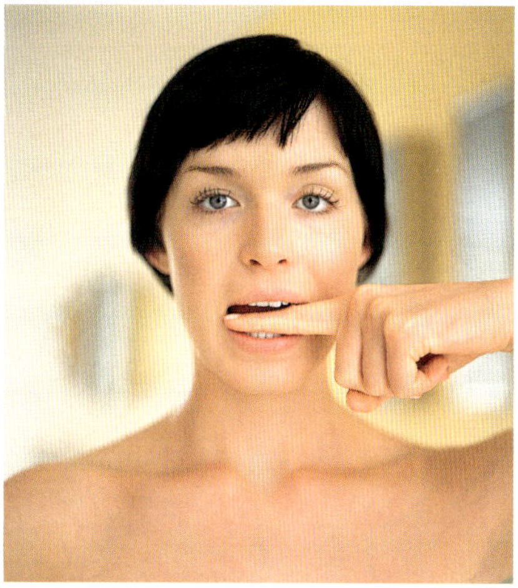

1 Beißen Sie die Backenzähne 10 bis 20 Sekunden lang fest zusammen. Verstärken Sie dabei den Druck allmählich. Spüren Sie, wie sich der Muskel zusammenzieht.

2 Legen Sie den Zeigefinger auf die untere Zahnreihe, halten Sie den Finger dort fest und schieben Sie die untere Zahnreihe dagegen. Machen Sie das zehn Sekunden lang.

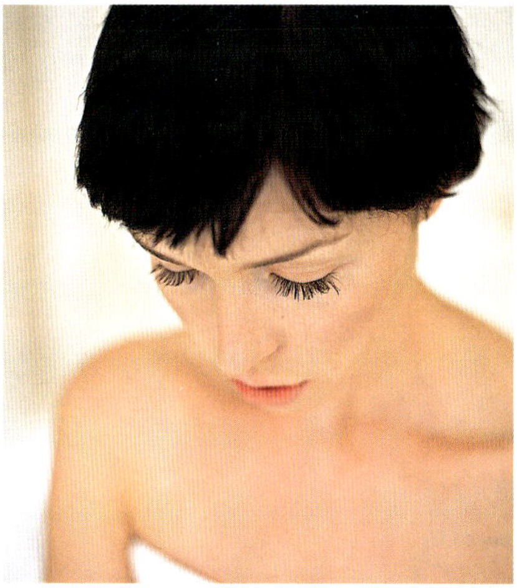

3 Lassen Sie den Kopf nach vorne fallen, entspannen Sie dabei den Hals und bewegen Sie den Kopf langsam nach links und rechts, so als würden Sie Nein sagen. Richten Sie den Blick nach unten.

Augenfältchen

Wirkt auf den äußeren Rand des Augenringmuskels, der sich beim Lächeln und Lachen zusammenzieht und damit die typischen Fältchen verursacht.

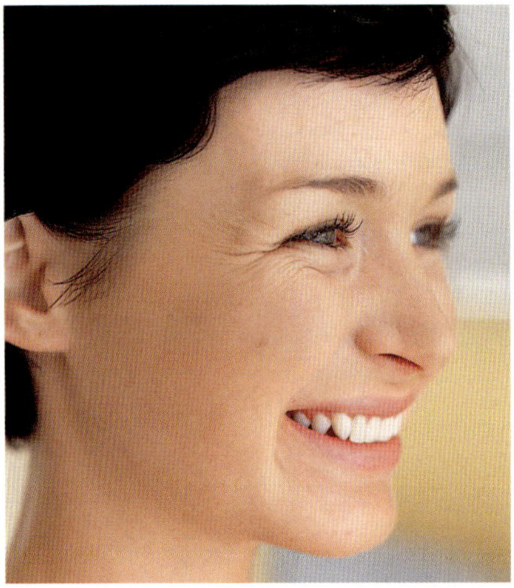

1 Lächeln Sie so, dass Sie die Augenfältchen an den äußeren Augenrändern deutlich sehen können.

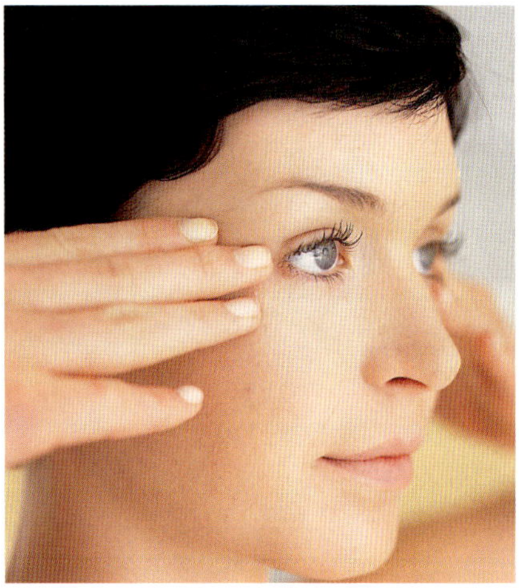

2 Legen Sie die drei mittleren Finger wie in der Abbildung horizontal auf die Hautpartien mit den Augenfältchen.

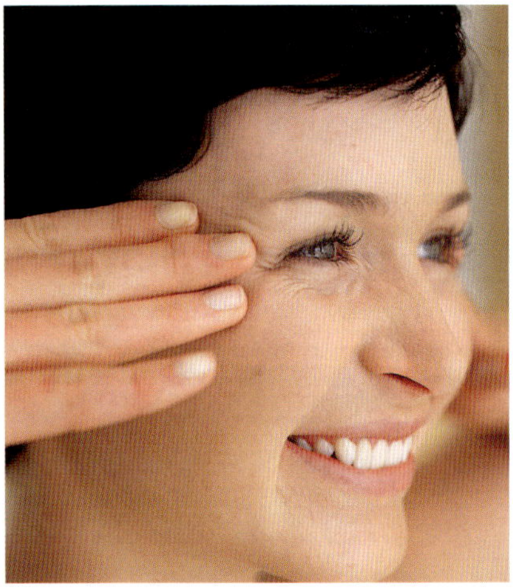

3 Versuchen Sie, die Augenfältchen gegen den Widerstand der Finger wieder zu bilden.

Zornfalten

Wirkt auf den M. currugator gabellae, der für die vertikalen Falten verantwortlich ist, die sich beim Stirnrunzeln zwischen den Augenbrauen bilden.

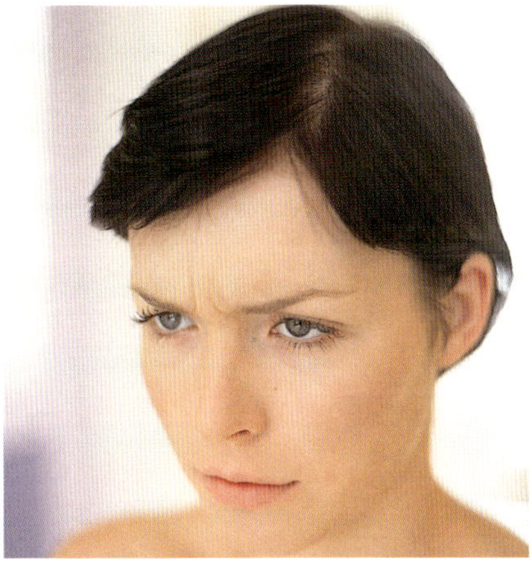

1 Runzeln Sie die Stirn so, als ob Sie zornig wären. Dann entspannen Sie die Muskeln wieder.

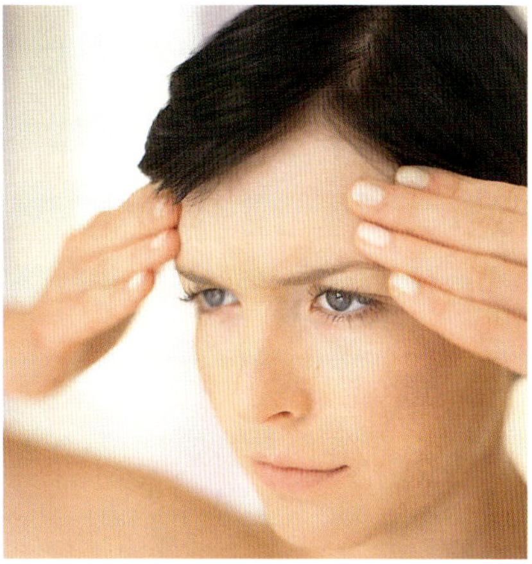

2 Legen Sie Zeige- Mittel- und Ringfinger beider Hände jeweils an den Schläfenmuskel am äußeren Rand der Augenbrauen, runzeln Sie wieder die Stirn wie in Schritt 1 und spüren Sie dabei, wie der Muskel an den Fingern zieht.

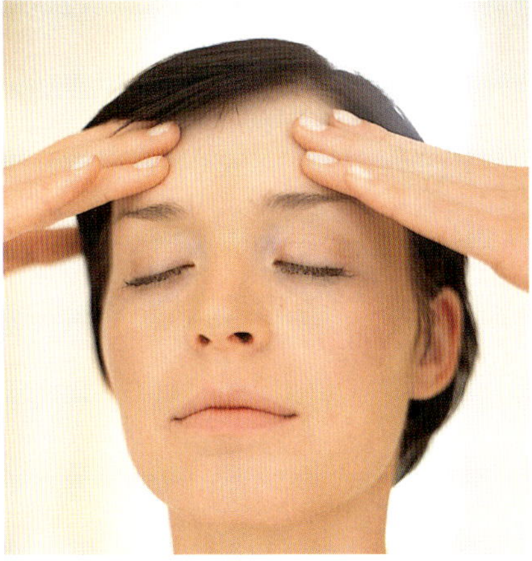

3 Schließen Sie die Augen und klopfen Sie sanft mit den Fingerspitzen auf die Muskeln, um Verspannungen zu lösen.

Doppelkinn

Wirkt auf den M. sternohyoideus, der mit dem Brustbein verbunden ist und angespannt wird, wenn man kaut oder das Kinn streckt.

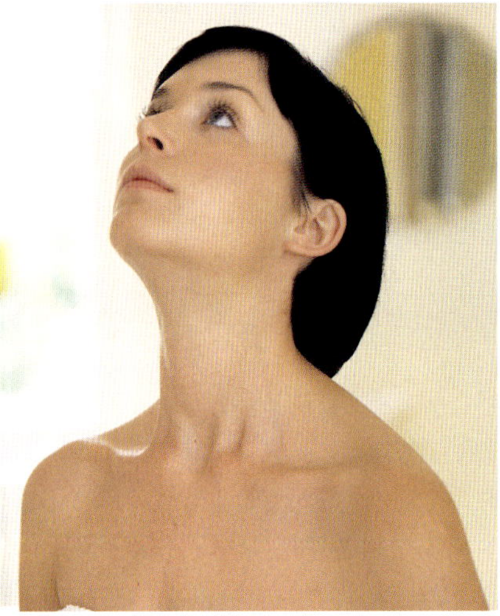

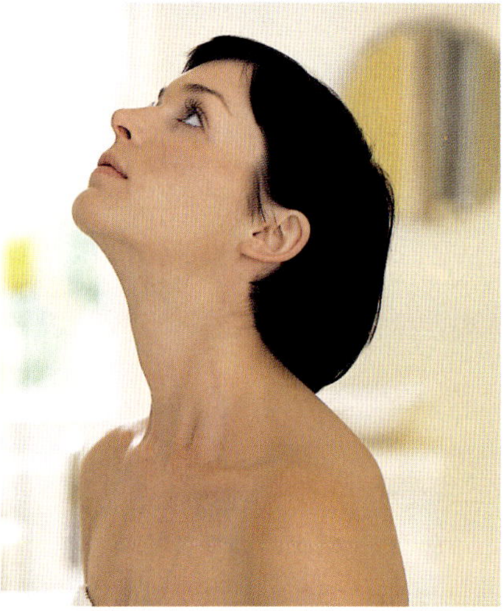

1 Strecken Sie den Kopf leicht nach oben und spannen Sie die Schultermuskeln an. Rollen Sie die Zunge an den Gaumen, als wollten Sie diese verschlucken. Wenn Sie das Gefühl haben, dass die Haut dabei überspannt wird, öffnen Sie den Mund ein wenig.

2 Versuchen Sie zu schlucken. Wiederholen Sie das vier- bis fünfmal.

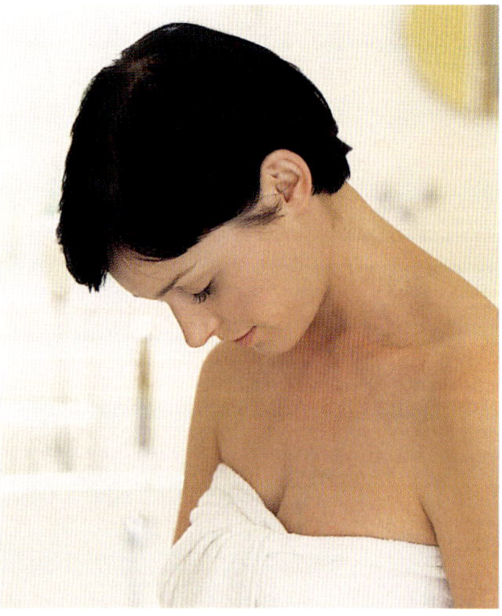

3 Beugen Sie den Kopf, öffnen Sie den Mund leicht und bewegen Sie den Kopf langsam hin und her. Den Kiefer dabei locker lassen.

Oberlippenfältchen und Hängebacken

Wirkt auf den M. orbicularis, der um die Lippen liegt. Wenn Sie die Lippen schürzen, entstehen dort Fältchen. Der M. quadratus labii superioris, der beim Lächeln die Oberlippe nach oben zieht, wird hierbei entspannt.

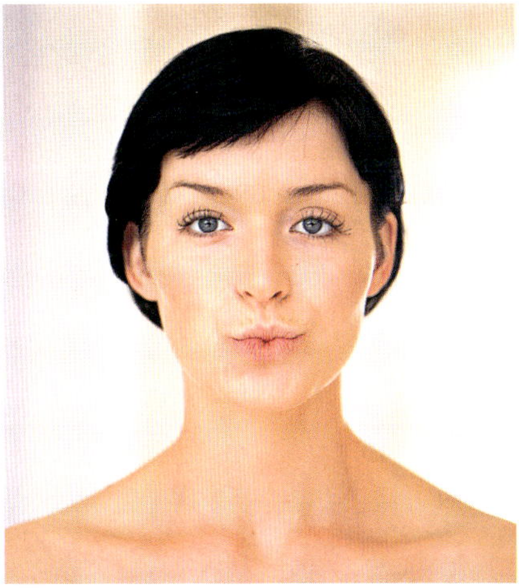

1 Machen Sie einen Kussmund.

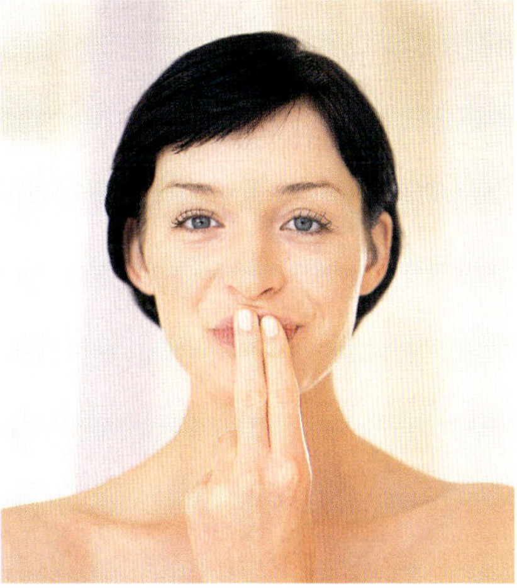

2 Drücken Sie Zeige- und Mittelfinger gegen den Kussmund.

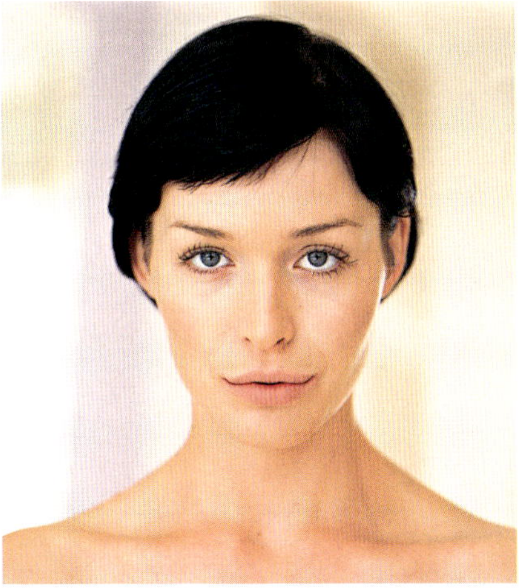

3 Atmen Sie schnaubend aus (wie ein Pferd).

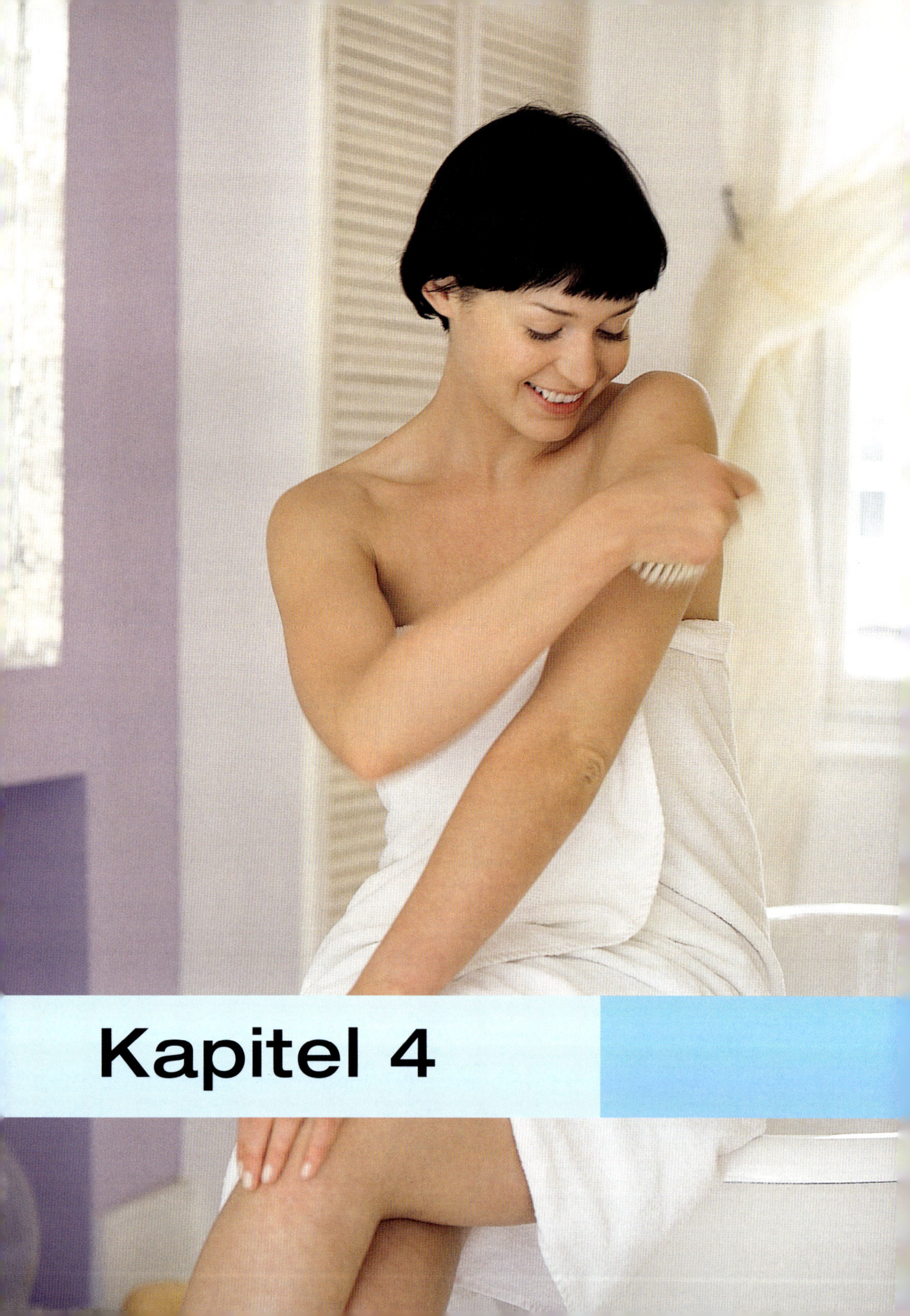

Kapitel 4

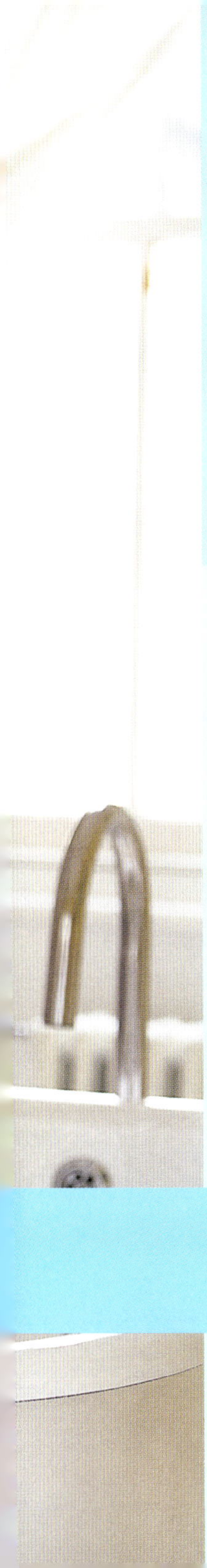

Machen Sie sich frisch

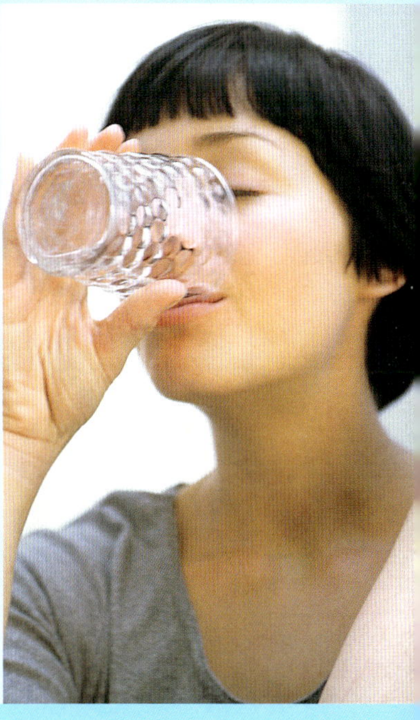

Immer Ärger mit den Giften

Für die meisten Menschen bedeutet Hautreinigung die Verwendung eines Wattebausches und irgendeiner Flüssigkeit aus einer Flasche. Das überrascht kaum, denn die Kosmetikhersteller bringen andauernd neue Hautwässerchen auf den Markt. Die Einführung von besonders milden, seifenfreien Produkten, schäumenden Reinigern, Pflastern, die man auf die unreine Haut klebt und wieder abzieht, Waschgels usw. – um nur einige zu nennen – haben der Kosmetikindustrie wachsende Umsätze beschert.

Hautreiniger basieren in der Regel auf Mineralöl. Diesem werden außer Wasser auch Alkohol, antibakteriell wirkende Mittel, Konservierungsstoffe, Duftstoffe und Wachs zugesetzt. Unter den häufigen Wirkstoffen finden wir Allantoin, das eine lindernde Wirkung haben soll, aber oft zu Hautreizungen führt. Propylparabene sollen Bakterien abtöten, können aber zu Kontakt-Dermatitis führen. Diese Mittel lösen zwar den Schmutz, aber die Chemikalien, die dafür zum Einsatz kommen, haben auch noch andere, weniger erfreuliche Auswirkungen auf unsere Gesundheit.

Pflege von außen oder von innen?

Dazu kommt, dass alle Reinigungslotionen, die wir uns ins Gesicht reiben, das Thema Hautpflege von außen angehen – genau wie Salben, die auf einen Ausschlag aufgetragen werden. So wie ein Ausschlag oft Symptom einer allergischen Reaktion auf ein Nahrungsmittel ist, entstehen Hautprobleme, weil in unserem Inneren etwas aus dem Gleichgewicht geraten ist. Die Haut ist nämlich grundsätzlich gesund, wenn die Durchblutung funktioniert und Giftstoffe regelmäßig ausgeschieden werden.

Wenn die Haut nicht ausreichend durchblutet ist oder das Blut voller Abfall- und Giftstoffe ist, die nicht schnell genug ausgeschwemmt werden – in anderen Worten: wenn das System entweder „unterernährt" oder „überfüllt" ist – äußert sich das in Hautproblemen. Es kann sich dabei um einfache Pickel, Mitesser oder raue Stellen handeln, die bei entsprechender Behandlung schnell verschwinden. Aber sie sind immer auch Anzeichen dafür, dass die Haut gestresst ist. Wie alle anderen Organe auch, altert die Haut unter Stresseinwirkung schneller.

Die Haut übernimmt Aufgaben von überlasteten Organen

Die Haut ist das größte Ausscheidungsorgan des Körpers. Sie scheidet Wasser, Harnstoff, Ammoniak, Harnsäure und Salze aus. Die meisten Abfallstoffe werden jedoch von Leber, Nieren und dem Lymphsystem ausgeschieden. Wenn diese Organe überlastet sind, wird die Haut sozusagen als „Müllabladeplatz" für den Überschuss der unverarbeiteten Giftstoffe verwendet.

Unsere Haut spiegelt den Zustand der Durchblutung und Entgiftung des Körpers wider. Es überrascht also nicht, dass immer mehr Menschen unter Hautproblemen leiden. Eine viel zu fette Ernährung, zu viel Sitzen, stark bearbeitete Nahrungsmittel und Umweltverschmutzung: All diese Faktoren überlasten und blockieren die Systeme, die Abfallstoffe aus dem Körper schaffen sollen.

Unser Körper hatte es noch nie so schwer wie heute. Über 50 000 Chemikalien werden von der Industrie regelmäßig in die Luft gepumpt und über 350 Millionen Liter an Pestiziden und Herbiziden werden jedes Jahr auf bestellte Felder und Wiesen gespritzt.

Natürlich nehmen wir nicht alle diese Stoffe auf. Aber wenn Sie einmal überlegen, was wir an Gift aus der Luft einatmen, in Form von Tabletten schlucken, mit dem Wasser trinken und als Pestizide, Wachstumshormone und künstliche Zusatzstoffe zu uns nehmen, ist das eine alarmierende Menge. Hinzu kommen die 8000 bis 10000 Giftstoffe, die wir uns freiwillig in Form von Kosmetik auf die Haut reiben.

Heutzutage liest und hört man ständig von Giftstoffen. Viele Giftstoffe sind aber kein Phänomen der Moderne. Ob nun als Nebenprodukt natürlicher Verwesung oder als Ergebnis der Verdauung von Nahrungsmitteln – die meisten Abfallprodukte haben schon immer ihren Weg in den Körper gefunden. Daher hat der Körper ein ausgefeiltes System entwickelt, um diese Stoffe unschädlich zu machen. Und obwohl Leber und Lymphsystem so clever sind, schaffen sie es nicht, mit der Unmenge an Giftstoffen fertig zu werden, der heute die meisten Menschen ausgesetzt sind.

Außerdem arbeitet unser Entgiftungssystem im Alter langsamer. Daher häufen sich von Giftstoffen verursachte Probleme wie schlechte Haut im Laufe des Lebens.

Fehlerhafter Filter

Giftstoffe, die nicht aus dem Blut gefiltert werden, verursachen zwei große Probleme für die Haut: Erstens produzieren viele Giftstoffe freie Radikale, das sind destruktive Sauerstoffmoleküle, die den Alterungsprozess beschleunigen. Das führt zur Beschädigung des Bindegewebes, was wiederum die Haut dünner und die Muskeln schwächer macht. Zweitens verlangsamen Giftstoffe die Durchblutung und damit sammeln sich mehr Giftstoffe schneller an.

Die Folgen können sich deutlich im Gesicht zeigen. Die fernöstliche Medizin führt tiefe Falten zwischen den Augen auf eine ineffiziente Leber zurück, während sich eine schlechte Nierenfunktion in Form von Tränensäcken äußert.

Wenn Sie also unter Hautproblemen leiden oder finden, dass Ihre Haut alt aussieht, sollten Sie Methoden zur Verbesserung der Durchblutung und Entgiftung anwenden.

Entgiftungsprozess

Wenn eine schädliche Substanz entweder in den Körper gelangt oder vom Körper selbst produziert wird, fangen Leber und Lymphsystem mit der Arbeit an, um diesen Stoff zu neutralisieren und auszuscheiden. Die Leber kümmert sich um Substanzen, die der Körper verstoffwechselt oder verbrannt hat. Der Stoffwechsel ist wie ein Feuer, das Materie verbrennt und schädlichen Qualm abgibt. Die Leber verarbeitet diesen „Qualm“, indem sie ihn in Elemente zerlegt, die der Körper entweder verwenden, speichern oder ausscheiden kann.

Dieser Vorgang läuft in zwei Stadien ab: Das erste entspricht gewissermaßen dem Herausstellen der Mülltonne, das zweite der Müllabfuhr. Enzyme in der Leber binden sich an die toxischen Moleküle und deaktivieren sie. Dann produziert die Leber Moleküle, welche die Abfallstoffe entweder in die Blutbahn transportieren, damit sie über die Nieren ausgeschieden werden, oder mit Galle vermischen, damit sie dann über die Verdauung ausgeschieden werden.

Die Lymphdrüsen produzieren Lymphflüssigkeit. Sie enthält weiße Blutkörperchen, die tote Zellen und andere Abfallstoffe absorbieren können. Diese fließen durch die Lymphbahnen zu den Lymphknoten, wo einige Stoffe bereits zerstört werden. Der Rest gelangt in Haut, Leber und Nieren, um als Schweiß, Kot und Urin ausgeschieden zu werden.

Hautprobleme sind ein erstes Anzeichen für ein träges Lymphsystem. Im Alter bestehen die Symptome oft aus trockener, schuppiger Haut, erweiterten Äderchen und Tränensäcken.

Drei Schritte zum Frühjahrsputz

Die Entgiftung arbeitet auf zwei Ebenen. Als Erstes müssen Blut und Lymphe von giftigen Ablagerungen befreit werden. Das bedeutet, dass man die Einnahme von Giftstoffen so weit wie möglich vermeiden muss, um das Verdauungssystem zu entlasten. Die Lymphen werden stimuliert, sodass sie Giftstoffe effizient entsorgen können.

Als Zweites müssen Sie die Durchblutung ankurbeln. Die beiden Prozesse verstärken gegenseitig ihre jeweilige Wirkung, da Blut- und Lymphfunktion sich mit dem Ausscheiden der Giftstoffe verbessern und umgekehrt. Wenn Sie darüber hinaus ein Peeling machen, um die toten Zellen und Giftstoffe von der Hautoberfläche zu entfernen, wird das Ergebnis noch glänzender ausfallen.

Die Entgiftung

Im Idealfall bedeutet Entgiftung, dass man keinerlei Schadstoffe aufnimmt. Aber das ist natürlich nicht möglich, außer man würde seinen ganzen Körper in einen riesigen Filter stecken. Eine realistische Möglichkeit, um viele Giftstoffe loszuwerden, ist die Kombination von einer speziellen Entgiftungs-Diät mit Maßnahmen zur Durchblutungsförderung.

Entgiftung kann als eine Art Krisenmanagement betrachtet werden und ist keineswegs einfach: Sie müssen jetzt einiges aufgeben, woran Sie und Ihr Körper sich gewöhnt haben – ohne dass Sie dafür eine sofortige Kompensation erhalten. Denn höchstwahrscheinlich wird die Haut erst einmal schlimmer aussehen als vor der Entgiftung, weil die Giftstoffe jetzt an die Oberfläche kommen. Halten Sie bitte durch, decken Sie die Pickel notfalls vorübergehend ab. Nach spätestens einem Monat sieht die Haut glänzender und reiner aus. Es dauert etwa vier Wochen, bis sich die Zellen der Oberhaut komplett erneuert haben, also haben Sie Geduld.

Durchblutung fördern

Es gibt viele Möglichkeiten, die Durchblutung anzuregen, und einige können Sie ganz leicht in den Alltag integrieren, für andere müssen Sie etwas mehr Aufwand betreiben. Suchen Sie sich drei oder vier der beschriebenen Vorschläge aus. Bei regelmäßiger Anwendung sollte Ihre Haut schon bald vor Dankbarkeit in neuem Glanz erstrahlen!

Trockenmassage mit Bürste

Wenn Sie den ganzen Körper mit einer Bürste massieren, spüren Sie eine schnelle Wirkung, sowohl äußerlich als auch innerlich. Blut- und Lymphfluss werden stimuliert und bringen mehr Sauerstoff und Nährstoffe an die Hautoberfläche. Gleichzeitig werden Abfallstoffe über die Lymphknoten und die Haut ausgeschieden. Die toten Zellen der Oberhaut werden abgebürstet, dadurch kann die Haut besser atmen und das Wachstum von neuen Zellen wird angeregt. Die Talgproduktion, die im Alter nachlässt, wird ebenfalls gefördert. Die Haut wird glatter und weicher.

Für den Körper brauchen Sie eine feste Bürste mit Naturborsten. Ideal ist eine Bürste mit einem langen, abnehmbaren Stiel. Fürs Gesicht benötigen Sie eine viel weichere Bürste oder einen Waschlappen.

Fangen Sie bei den Füßen an und bürsten Sie dann mit langen festen Strichen Beine und Gesäß. Gehen Sie zu den Armen über, wobei Sie an den Handgelenken beginnen und sich zu den Schultern vorarbeiten. Bürsten Sie dann Brust und Bauch. Bürsten Sie an den Stellen, wo die Haut dünner ist, sanfter. Bürsten Sie immer in Richtung Herz, dort befinden sich die meisten Lymphknoten. Durch das Bürsten wird verhärteter Lymphschleim in den Lymphknoten aufgeweicht und kann besser abfließen.

Das Gesicht kommt als Letztes dran. Verwenden Sie eine weiche Bürste oder einen Waschlappen und gehen Sie mit dem Gesicht sanfter um als mit dem Körper, sonst wird die Haut vielleicht gedehnt oder anderweitig beschädigt.

Bürsten Sie sich jeden Tag drei bis fünf Minuten, am besten bevor Sie duschen, damit die toten Zellen dann gleich abgewaschen werden. Der erhöhte Blutfluss wirkt sehr belebend, also machen Sie das Ganze am besten morgens. Sie müssten bereits nach ein paar Tagen einen Unterschied an Ihrer Haut bemerken.

Bittersalzbad

Ein Bad in Bittersalz unterstützt den Abfluss von Giftstoffen und fördert die Durchblutung. Die Magnesiumsalze ziehen Toxine aus dem Körper, sodass sie über die Haut ausgeschieden werden. Bittersalz gibt es in der Apotheke.

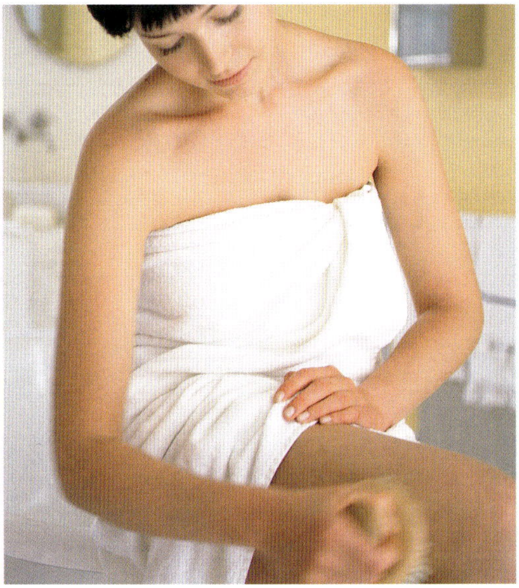

Lassen Sie reichlich warmes (aber nicht zu heißes) Wasser in die Badewanne ein und geben Sie 1 kg Bittersalz hinein. Rühren Sie so lange im Wasser, bis das Salz komplett aufgelöst ist. Bleiben Sie 10 bis 15 Minuten im Bad sitzen und massieren Sie den Körper mit einem Luffa-Pad oder Waschhandschuh, um die Wirkung des Salzes zu verstärken. Wenn Sie aus der Wanne gestiegen sind, trocknen Sie sich schnell ab und ziehen sich warm an. Sie werden wahrscheinlich stark schwitzen und sich sehr müde fühlen, also sollten Sie das Bad am Abend nehmen. Cremen Sie sich das Gesicht ein und stellen Sie ein großes Glas Wasser ans Bett. Nehmen Sie das Bittersalzbad während der Entgiftungsphase zweimal die Woche, aber nicht kurz vor und während Ihrer Periode, weil das die Blutungen verstärken könnte.

Ätherische Öle

Einige Öle tragen zur Verbesserung der Durchblutung und Entgiftung des Körpers bei. Am besten wenden Sie sie während einer Massage an, damit wird die Durchblutung der Haut gefördert und die Öle werden durch die entstehende Wärme besser aufgenommen.

Die besten Öle für die Anregung der Durchblutung sind Öle aus Zedernholz, Zypresse, Schwarzem Pfeffer, Geranie, Rosmarin und alle Zitrusöle. All diese Öle vergrößern die Kapillaren unter der Haut, in die sie gerieben werden. Rosmarin stimuliert das Lymphsystem und – ebenso wie Wacholder – die Leberfunktion. Wenn Sie also zwei Fliegen mit einer Klappe schlagen wollen, verwenden Sie diese Öle während der Entgiftung. Aber Vorsicht – nicht zu viel davon, da sonst Reizungen der Leber und Nieren auftreten können. Beide Öle können auch fürs Gesicht verwendet werden, wenn sie mit einem Trägeröl stark verdünnt wurden. Sie können auch vier bis fünf Tropfen Rosmarin- oder Wacholderöl ins Badewasser geben.

Das Lymphsystem in Schwung bringen

Lymphdrainage

Das ist eine Art von Massage, die den verlangsamten Lymphfluss wieder in Schwung bringt, sodass Giftstoffe besser abtransportiert werden können. Diese Art der Massage wird normalerweise von einer qualifizierten Kosmetikerin ausgeführt. Sie konzentriert sich dabei auf die Hauptlymphknoten, die sich im Hals, in den Achseln, der Leistengegend und in den Knie- und Armbeugen befinden (s. S. 138).

Fast die Hälfte aller Lymphknoten liegt in der Halsgegend, also können Sie sich selbst eine kurze Drainage verabreichen, die eine direkte Wirkung auf das Gesicht hat.

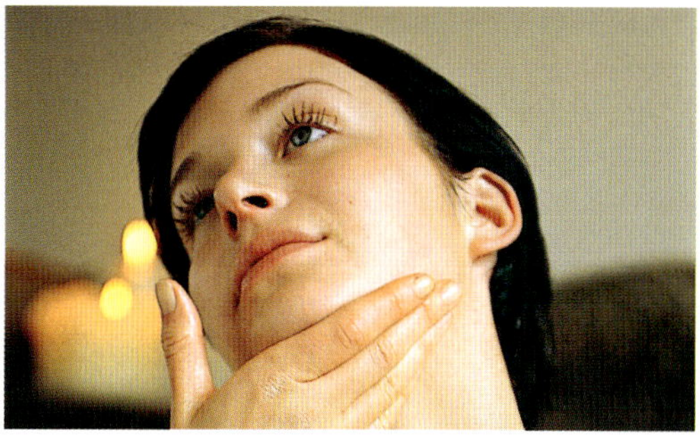

1 Verreiben Sie einen Teelöffel Öl zwischen den Händen und streichen Sie es mit sanften Bewegungen auf Hals und Gesicht. Streichen Sie abwechselnd mit beiden Händen am Hals hoch bis zum Kieferknochen. Massieren Sie dabei den ganzen Hals von Ohr zu Ohr. Streichen Sie ganz sanft über die Luftröhre.

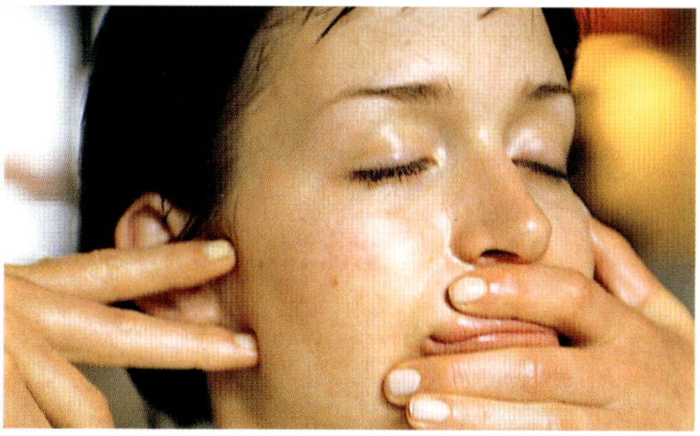

2 Legen Sie den Zeigefinger über die Lippen und den Mittelfinger darunter. Streichen Sie mit leichtem Druck mit den Fingern beider Hände bis zu den Ohren.

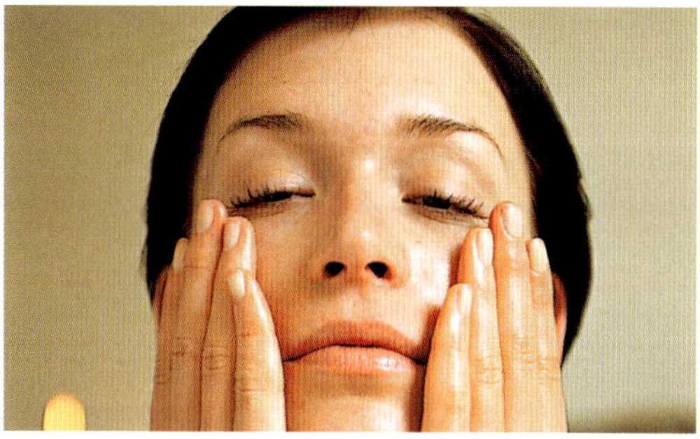

3 Legen Sie die Hände mit geschlossenen Fingern nach oben gerichtet aufs Gesicht. Üben Sie mit den Handkanten neben Nase und Mund festen Druck aus. Lockern Sie den Druck und streichen Sie über die Wangen auf die Ohren zu, wo Sie dann wieder festeren Druck anwenden.

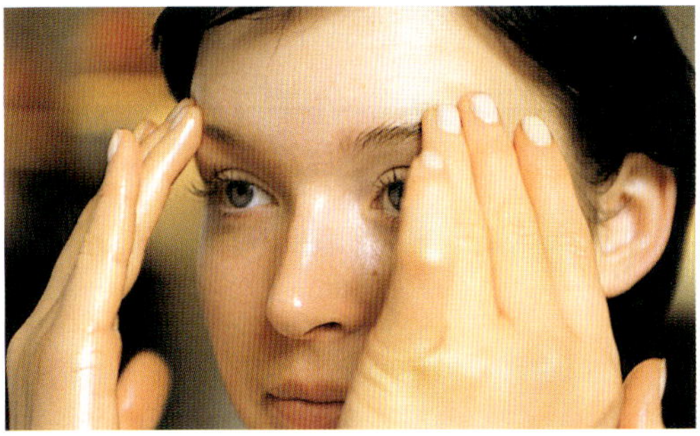

4 Mit den mittleren Fingern beider Hände streichen Sie von den inneren Enden der Brauen über die Brauen nach außen.

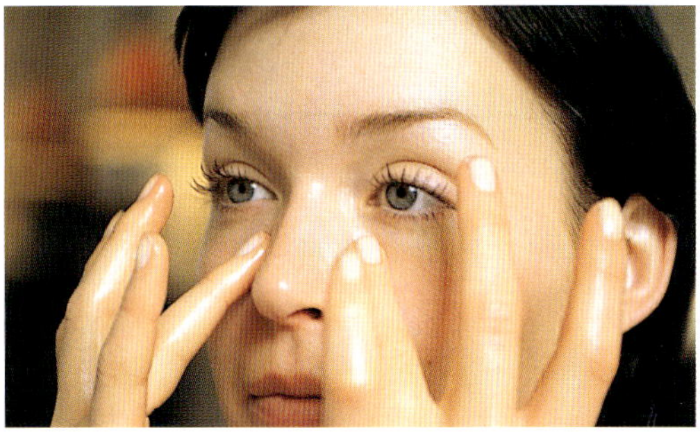

5 Streichen Sie mit den Ringfingern sanft von außen nach innen unter den Augen entlang.

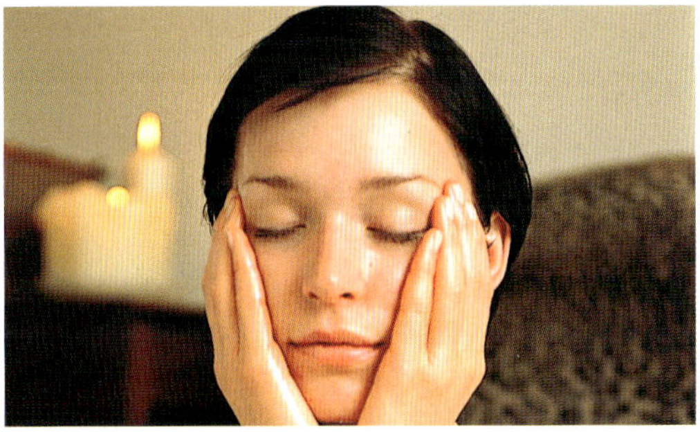

6 Schließen Sie die Augen und legen Sie beide Hände an die Wangen. Üben Sie dabei eine Sekunde lang Druck aus, bevor Sie wieder lockerlassen.

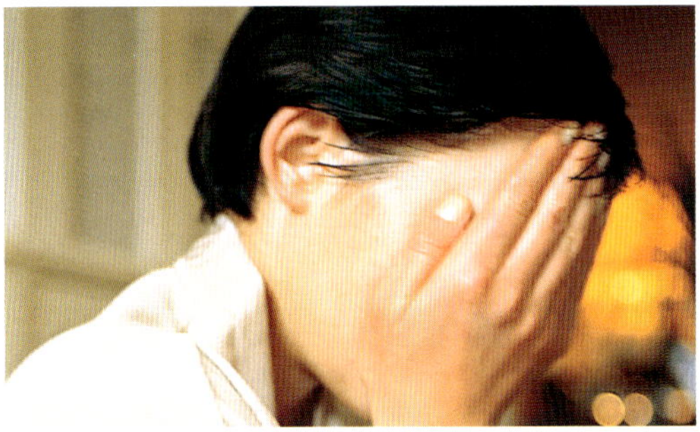

7 Legen Sie die Hände über das ganze Gesicht, schließen Sie dabei die Augen und bleiben Sie eine Minute in dieser Stellung. Achten Sie darauf, dass das ganze Gesicht von den Händen bedeckt ist.

Nach dieser manuellen Lymphdrainage kann es sein, dass die Drüsen im Hals etwas geschwollen sind. Das ist der Beweis, dass Giftstoffe in die Lymphknoten gelangt sind, um dort entsorgt zu werden – also ein gutes Zeichen! Versuchen Sie diese Drainage während der Entgiftungs-Phase jeden Tag zu machen. Sie geht wirklich ziemlich schnell und ist sehr wirkungsvoll.

Unterstützende Kräuter

Es gibt viele Kräuter, welche die Durchblutung fördern und gleichzeitig die Leber entgiften. Die meisten kann man als Tinkturen oder Tabletten einnehmen, einige kann man als Tee trinken oder sogar zum Kochen verwenden.

Die besten Durchblutungsförderer sind Ginkgo, Schafgarbe und Rosmarin. Sie können diese Kräuter auch jeweils mit Ingwer mischen, das wird ihre Wirkung noch verstärken, weil Ingwer die Bioverfügbarkeit der Wirkstoffe der Kräuter noch erhöht. Die einfachsten Kräuter wirken manchmal stark reinigend, deshalb sollten Sie diese anfangs sehr niedrig dosieren. Bei zu hoher Dosierung werden eventuell zu viele Giftstoffe auf einmal ausgeschieden. Lassen Sie sich am besten in einem Fachgeschäft beraten.

In Bewegung bleiben

Training

Viele Leute werden nach ein paar Minuten Training knallrot im Gesicht. Das mag uns peinlich sein, aber für die Haut ist das sehr gut.

Bewegung ist die beste Methode, um die Durchblutung anzuregen, weil die Wirkung sofort eintritt und langfristig ist. Die altersbedingte Verschlechterung der Durchblutung beruht fast ausschließlich auf der Tatsache, dass wir uns weniger körperlich anstrengen. Das macht sich in der Haut bemerkbar.

In den ersten Minuten einer Trainingssession wird die Blutzufuhr zur Haut geringer, weil der Körper die arbeitenden Muskeln versorgen muss. Aber sobald Sie sich aufgewärmt haben, fließt wieder mehr Blut an die Hautoberfläche. Dieser Prozess ist unglaublich effizient: Innerhalb weniger Minuten nach Beginn des Trainings verdreifacht sich der Herzschlag, das Blutvolumen versiebenfacht sich und die Sauerstoffmenge vervielfacht sich um das Zwanzigfache. Dabei werden die kleinsten Kapillaren versorgt.

Bewegung trägt außerdem zur Reinigung des Körpers bei, indem das Ausscheiden von Giftstoffen durch die Lungen und über die Haut gefördert wird. Schwitzen befreit die Haut nicht nur von Abfallstoffen, sondern hält sie auch feucht – eine wichtige Funktion, da die Haut im Alter immer trockener wird.

Training fördert auch den Lymphfluss. Im Gegensatz zum Blut, das vom Herz durch den Körper gepumpt wird, hat das Lymphsystem keine interne Pumpe und ist daher auf die Bewegungen des Körpers angewiesen, um im Fluss zu bleiben.

Trainieren Sie am Anfang einer Entgiftung aber nicht zu extrem, da der Körper zunächst die gesamte verfügbare Energie braucht, um mit den Einschränkungen in Ihrer Ernährung fertig zu werden. Leichtes Stretching bringt die Giftstoffe in Bewegung und reicht am Anfang völlig aus.

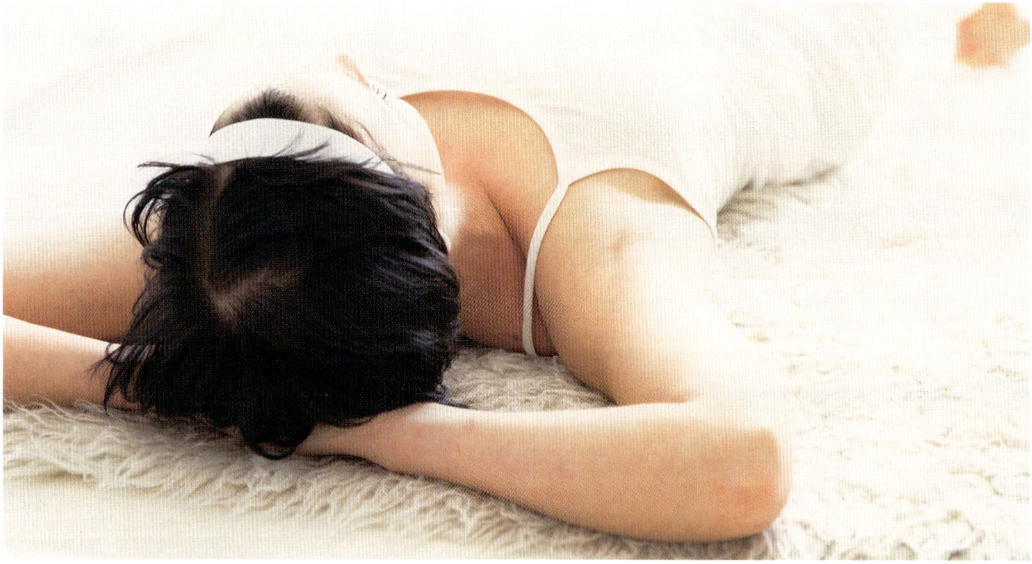

Tiefer Atem

Beim Sport bleibt Ihnen gar nichts anderes übrig. Aber sonst atmen die meisten Menschen eher flach und oberflächlich und benutzen dabei nur etwa ein Drittel der Lungenkapazität. Die Durchblutung wird dadurch beeinträchtigt und die Zellen bekommen nicht genügend Sauerstoff, um sich optimal zu vermehren – was unter anderem zu lebloser Haut führt. Eine tiefe Atmung besteht aber nicht nur daraus, den Brustkorb beim Einatmen aufzublähen und den Bauch beim Ausatmen einzuziehen.

Um die Lungenfunktion zu optimieren, muss der Bauch entspannt sein und Sie müssen langsam durch die Nase atmen, so als würden Sie die Luft in das Innerste des Bauches saugen. Das entspannt das Zwerchfell. Sie müssen genauso langsam und bedacht durch den Mund ausatmen, um Giftstoffe leichter loszuwerden. Die Durchblutung wird verbessert, der Lymphfluss ebenfalls und die Leber wird so massiert, dass der Entgiftungsmechanismus angeregt wird.

Hydrotherapie

Dies ist eigentlich ein beschönigendes Wort für ein kaltes Bad und keine hochmoderne Therapie, von der Sie Ihren Freundinnen stolz berichten – zumindest nicht, bis Ihre Haut in neuem Glanz erstrahlt.

Ein kaltes Bad hat bemerkenswerte Auswirkungen auf die Durchblutung. Innerhalb von drei bis vier Minuten im kalten Badewasser erhöht sich die Durchblutung um das Vierfache. Sie spüren es vielleicht nicht, aber der Lymphfluss wird dabei genauso angeregt.

Ein kaltes Bad weitet nicht nur die Arterien, sondern regt auch die körpereigene Produktion von weißen Blutkörperchen an, zerstört Giftstoffe und belebt den Stoffwechsel, sodass Sie schneller Kalorien verbrennen und sich voller Energie fühlen.

Keine Sorge, das Wasser muss nicht eiskalt sein. Fangen Sie mit akzeptablen 20° C an und senken Sie die Temperatur langsam, während Sie sich daran gewöhnen (und das werden Sie), auf 15° C. Dies geht am besten beim Baden, aber Sie können natürlich auch kalt duschen. Achten Sie darauf, dass Sie nicht den Atem anhalten, weil das die Gewöhnung des Körpers an die Kälte behindert.

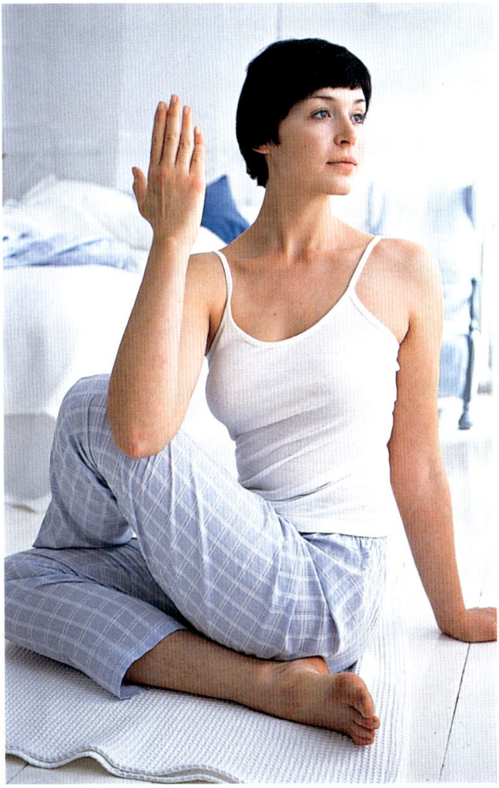

Klopfmassage

Gelegentlich brauchen Sie vielleicht eine schnelle Methode, um die Durchblutung anzuregen, zum Beispiel wenn Sie keine Zeit für ein kaltes Bad haben oder Ihnen das Rosmarinöl ausgegangen ist. Hier hilft die Klopfmassage, die auch von Masseuren angewendet wird. Probieren Sie mal folgende Drei-Minuten-Übung aus.

Klopfmassage

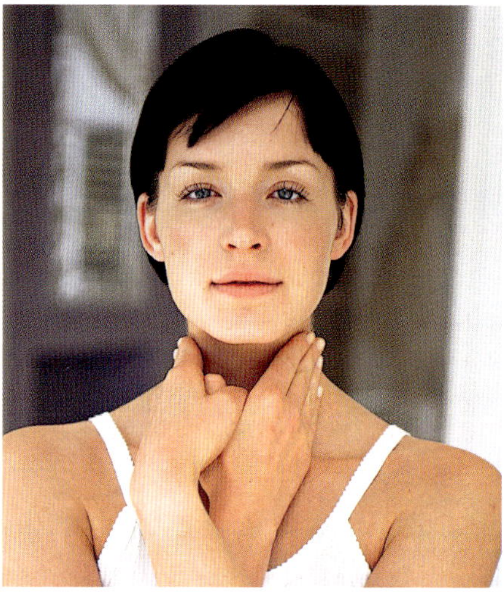

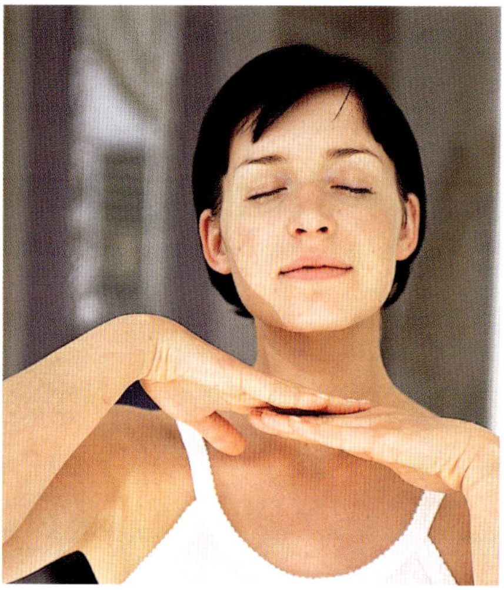

1 Überkreuzen Sie die Hände vor dem Hals und klopfen Sie mit den Fingerspitzen vom Halsansatz hoch bis zum Kinn. Lassen Sie die Luftröhre dabei aus.

2 Halten Sie den linken Handrücken in einem Abstand von etwa 4 cm unter das Kinn. Klopfen Sie mit dem rechten Handrücken mit schnellen Bewegungen unter das Kinn. Die linke Hand wird dabei als Stopper benutzt.

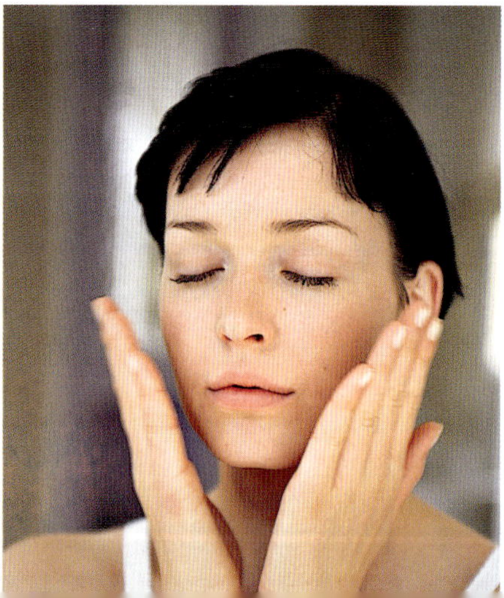

3 Klopfen Sie mit den Handflächen fest an die unteren Gesichtshälften. Beginnen Sie am Mund und bewegen Sie die Hände dann nach außen über die Wagen bis vor die Ohren. Sollten Sie erweiterte Äderchen haben, klopfen Sie nur ganz sanft.

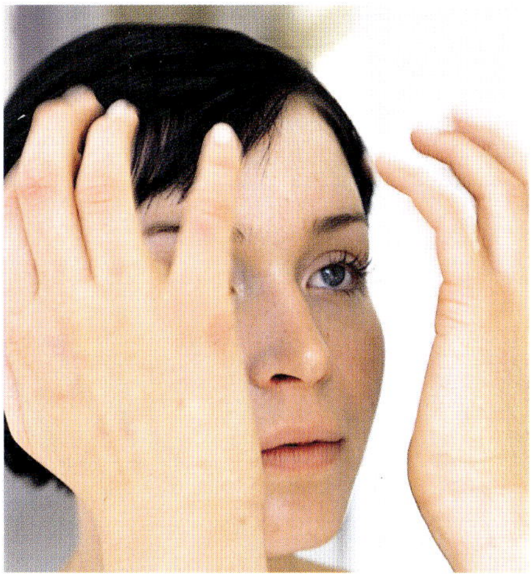

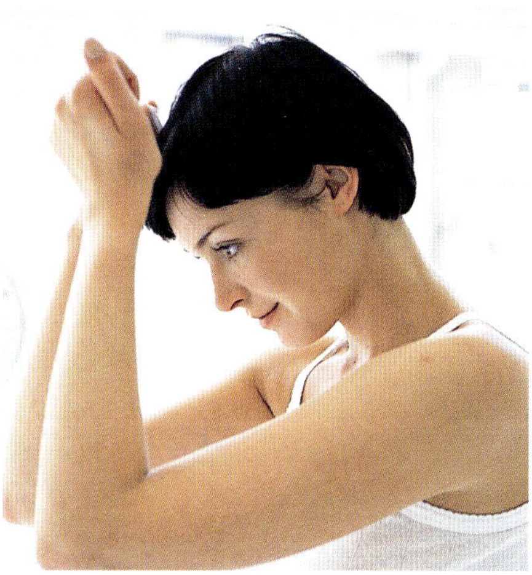

4 Klopfen Sie mit den Fingerspitzen beider Hände die ganze Stirn ab.

5 Machen Sie beide Hände zu einer lockeren Faust und klopfen Sie sanft den ganzen Kopf ab. Je nach Empfindlichkeit der verschiedenen Stellen können Sie die Härte des Klopfens natürlich variieren.

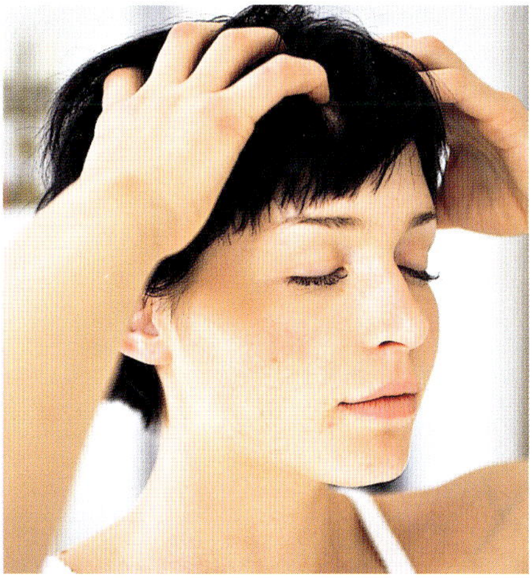

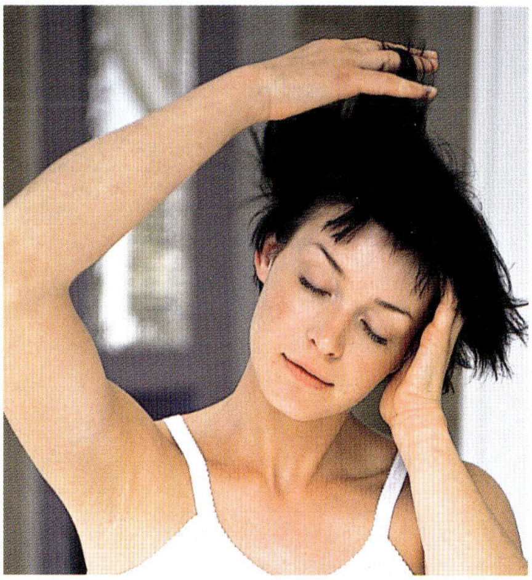

6 Streichen Sie mit den Fingerspitzen in tiefen, kreisförmigen Bewegungen über die ganze Kopfhaut. Beginnen Sie am Haaransatz und streichen Sie bis hinauf zum Scheitel.

7 Mit tiefen, gleitenden Bewegungen „kämmen" Sie abwechselnd mit beiden Händen vom Haaransatz bis zum Scheitel durch das Haar.

Wie „vergiftet“ sind Sie?

Ein Mensch, der im 21. Jahrhundert keinerlei Giftstoffe im Blut hat, muss schon in einer autarken ländlichen Idylle leben, von der die meisten von uns nur träumen können und die der Rest der Menschheit wahrscheinlich sterbenslangweilig finden würde. Das moderne Leben in der Stadt ist nun einmal voller Gift.

Aber die Frage ist, ob Ihr Körper mehr Giftstoffe in sich trägt, als er verarbeiten kann. Es gibt äußerst unangenehme und teure Tests, um das ganz konkret herauszufinden, aber wenn Sie die unten angegebenen Fragen ehrlich beantworten, werden Sie mehr wissen. Sie können dann entscheiden, ob die Detox-Diät (s. S. 96–99) für Sie geeignet ist. Machen Sie einfach ein Kreuz für jedes Ja neben die entsprechende Frage.

Ernährung

Konsumieren Sie regelmäßig:

- zuckerhaltige Snacks?
- Tee und Kaffee?
- Alkohol?
- Dosengerichte?
- gebratene Gerichte?
- geräuchertes oder gepökeltes Fleisch oder Fisch?
- Fast Food?
- Leitungswasser (außer die Qualität ist hervorragend)?
- mit Fluorid angereichertes Wasser?
- Wasser aus Bleirohren?
- konventionell produziertes Obst, Gemüse und Fleisch?

Umwelt

Machen Sie Folgendes regelmäßig:

- Rauchen Sie oder sind Sie mit Rauchern zusammen?
- Nehmen Sie verschreibungspflichtige Medikamente bzw. Schmerztabletten?
- Haben Sie Amalgamplomben?
- Verwenden Sie Sprühdosen?
- Verwenden Sie Putzmittel?
- Treiben Sie in der Nähe von stark befahrenen Straßen Sport?
- Fahren Sie im Berufsverkehr Auto?
- Arbeiten Sie an einem Computer-Bildschirm?
- Verbringen Sie viel Zeit in der Sonne?
- Nehmen Sie die Antibabypille oder Hormonersatzpillen?
- Wohnen Sie in der Nähe von Strommasten oder eines Kraftwerkes?

Wenn Sie mehr als 15 Fragen mit Ja beantwortet haben, sollten Sie die Aufnahme von Giftstoffen mithilfe der Detox-Diät (s. S. 96–99) vermindern. Wenn Sie weniger als zehn Fragen mit Ja beantwortet haben, tun Sie bereits alles denkbar Mögliche, um die Aufnahme von Giften so weit zu reduzieren, wie es in unserer verschmutzten Welt überhaupt möglich ist.

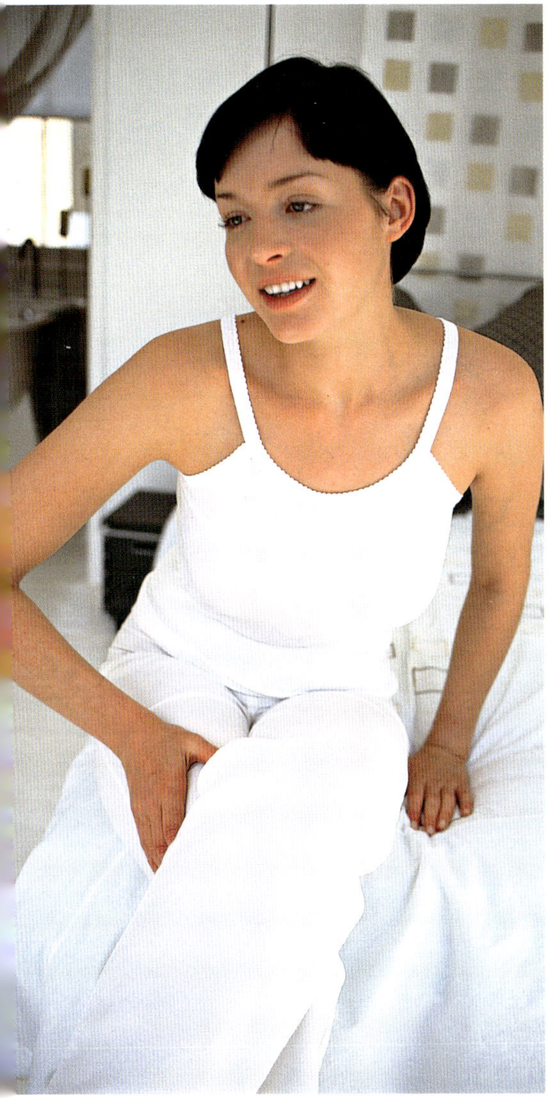

Was man für Leber und Lymphsystem tun kann

- Meiden Sie alle Nahrungsmittel, von denen Sie glauben, sie könnten Allergien bei Ihnen auslösen. Diese können Giftstoffe im Darm produzieren, die dem Entgiftungsmechanismus zusätzlichen Stress bereiten.
- Kauen Sie Ihr Essen gründlich. Dabei werden Enzyme freigesetzt, die bei der Verdauung helfen.
- Das Vorhandensein von Giftstoffen im Körper kommt einerseits durch den Mangel an wichtigen Nährstoffen in der Leber und andererseits von der Aufnahme von Umweltgiften. Sorgen Sie dafür, dass Sie ausreichend Nahrungsmittel zu sich nehmen, die Folsäure, Flavonoide, Magnesium, Eisen, Sulfate, Selen und Vitamin B_2, B_3, B_6 und B_{12} (s. S. 108–109) enthalten.
- Reduzieren sie die Einnahme von Stimulanzmitteln wie Tee und Kaffee. Trinken Sie keinen Alkohol.
- Essen Sie Nahrungsmittel, die reich an Antioxidationsmitteln sind. Diese unterstützen den natürlichen Entgiftungsprozess (s. S. 108–109).
- Nehmen Sie keine Antibiotika und Antazida (Magensäure bindende Mittel), es sei denn, es ist unbedingt notwendig. Antibiotika zerstören die natürlichen Darmbakterien, die Giftstoffe eliminieren. Antazida verringern den natürlichen Säuregehalt, der für die vollständige Verdauung notwendig ist.
- Nehmen Sie täglich Echinacea, Milchdistel oder Löwenzahnwurzel ein. Das sind Kräuter, die schon seit langer Zeit als Blutreiniger und Hauttonika gelten. Es gibt sie in Tablettenform, als Tinkturen oder – wenn Ihnen der extreme Geschmack nichts ausmacht – als Aufgussgetränke.
- Nehmen Sie zweimal die Woche Kohlekompretten ein. Das ist medizinische Aktivkohle, die viele Moleküle, einschließlich Giftstoffe, aufnehmen kann. Nehmen Sie die Kohle aber nicht mit anderen Medikamenten oder Nahrungsmitteln zu sich, sonst werden diese auch absorbiert.

Die Detox-Diät

Wenn der Konsum von Giftstoffen von Natur aus eine schlechte Sache ist, muss eine Detox-Diät ja eigentlich etwas Gutes sein – sagt der gesunde Menschenverstand. Dennoch schrecken die meisten Menschen vor dem Gedanken an eine Entgiftung zurück. Das ist sogar verständlich, denn die Diät bedeutet nicht nur Verzicht auf geliebte Nahrungsmittel und Getränke, sondern sie beinhaltet auch die ungeliebte Aufschiebung von Bedürfnisbefriedigungen.

Der anfängliche Schock

Die ersten paar Tage einer Detox-Diät können zum Härtetest werden. Sie fühlen sich müde und leiden unter Entzugserscheinungen, weil Sie ja einige Genussmittel aufgeben mussten. Das kann zu Muskelschmerzen, Stimmungsschwankungen, schlimmen Kopfschmerzen und Hautproblemen führen. Denken Sie daran: All dies sind positive Zeichen dafür, dass die in Ihrem Körper gefangenen Giftstoffe „entlassen" werden. Halten Sie durch, schon bald werden Sie vor Reinheit strahlen.

Machen Sie es sich leichter, indem Sie einen günstigen Zeitpunkt wählen. Frühling und Sommer sind die besten Jahreszeiten für eine Detox-Diät, weil es mehr frisches Obst und Gemüse aus der Region gibt und man nicht so leicht dem Frustfraß verfällt wie in den dunkleren Monaten. Wenn Sie arbeiten, fangen Sie am Freitag mit der Diät an, sodass Sie nicht während der ersten paar stressigen Tage am Schreibtisch schwächeln.

Denken Sie daran: Sie machen eine Gesundheitsdiät und sind nicht auf der Suche nach spiritueller Erleuchtung oder perfekter Schönheit. Also müssen Sie die Diät nur so lange durchhalten, bis Ihnen erfreuliche Ergebnisse aus dem Badezimmerspiegel entgegenstrahlen.

Eine angemessene Diät

Anders als viele Diäten, die eine exakte Zeiteinteilung und einen strengen Plan vorschreiben, kann diese Diät Ihren Bedürfnissen angepasst werden. Sie können die Diät beliebig lange machen, aber mindestens eine Woche und höchstens vier Wochen. Die Fragen auf Seite 94 helfen Ihnen, die Diät auf Ihre Bedürfnisse einzustellen. Je größer Ihre gesundheitlichen Probleme sind, desto länger sollten Sie natürlich die Diät machen.

Generell verläuft die Diät in sieben Phasen. Wenn Sie erstmal nur eine Woche Detox machen wollen, dauert jede Phase einen Tag, bei zwei Wochen zwei Tage usw. Natürlich sind die Effekte größer, je länger Sie die Diät machen.

Warnhinweis: Diese Diät ist für einen normalgewichtigen, gesunden Erwachsenen zusammengestellt. Schwangere Frauen, Diabetiker und Menschen, die verschreibungspflichtige Medikamente einnehmen, sollten unbedingt mit ihrem Arzt oder ihrer Ärztin sprechen, bevor sie diese Diät anfangen.

Phase eins

Nur Flüssigkeit: Eigentlich sollte während der Phase eins ausschließlich Wasser getrunken werden. Das ist die schnellste und beste Methode, um das gesamte System durchzuspülen. Wasser soll außerdem die Produktion von Wachstumshormonen in der Hirnanhangdrüse stimulieren, das hat Anti-Aging-Wirkung. Wenn Sie dem Wasser einen Spritzer Zitronensaft hinzufügen, wird auch die Verdauung angeregt.

Wenn Sie das nicht durchhalten, können Sie außer Wasser auch andere Getränke zu sich nehmen:

Kräuter- und Gewürztees machen die Flüssigkeitsphase etwas spannender und sie agieren auch entgiftend bzw. stimulieren die Durchblutung. Trinken Sie Ingwer-, Löwenzahn-, Fenchel- oder Schafgarbetee. Leider dürfen Sie die Tees nicht süßen, nicht einmal mit Honig.

Sie können auch **Säfte** trinken. Am besten verwenden Sie Obstsorten, die entgiftende Wirkung besitzen (s. Phase zwei). Wenn Sie einen Entsafter haben, können Sie auf eine große Auswahl an Früchten zurückgreifen. Der Nährwertgehalt wird maximiert und Sie können das zurückgebliebene Fruchtfleisch gleich für eine Gesichtspackung verwenden (s. S. 114–115).

Die dritte Möglichkeit ist **Brühe**, am besten selbst gemachte Gemüsebrühe. Sie können aber auch Fleisch- oder Fischbrühe kochen. Das ist vor allem ratsam, wenn Sie sich für die 28-Tage-Diät entschieden haben.

Phase zwei

Flüssigkeit und Obst: Obst schmeckt zwar oft sauer, wirkt aber alkalisch (Basen bildend). Das heißt, es hilft bei der Neutralisierung von säurehaltigen Abfallprodukten, die vermehrt entstehen, sobald Sie mit der Detox-Diät angefangen haben. Obst enthält viele Faserstoffe und ist daher gut für die Verdauung. Es trägt dazu bei, dass die 3–4 kg verfaulter Stoffe im Verdauungstrakt entsorgt werden. Kaufen Sie nach Möglichkeit Bio-Obst, denn sonst ersetzen Sie die Giftstoffe, die Sie ausscheiden, mit Pestizid-Rückständen.

Folgendes Obst eignet sich für die Diät:
Äpfel enthalten viel Pektin, das Giftstoffe entsorgt und die Verdauung anregt. Ebenso enthalten Äpfel Weinsäure, die ebenfalls gut für die Verdauung ist.
Ananas enthält das Enzym Bromelin, das Säuren produziert, die schlechte Darmbakterien zerstören. Damit wird die Bildung von guten Bakterien, die für die Verdauung wichtig sind, gefördert. Außerdem fördert Bromelin die Regeneration des Bindegewebes.
Mangos enthalten das Enzym Papain, das Proteinabfälle zersetzt. Sie enthalten außerdem Bromelin (siehe Ananas).
Trauben wirken der Produktion von Schleim entgegen, der Gewebe verstopfen kann. Sie reinigen außerdem Leber und Nieren. Ihr hoher Fruchtzuckergehalt versorgt Sie mit Energie.
Wassermelonen enthalten harntreibende Mittel, sorgen also für das schnellere Abfließen der Giftstoffe im System.

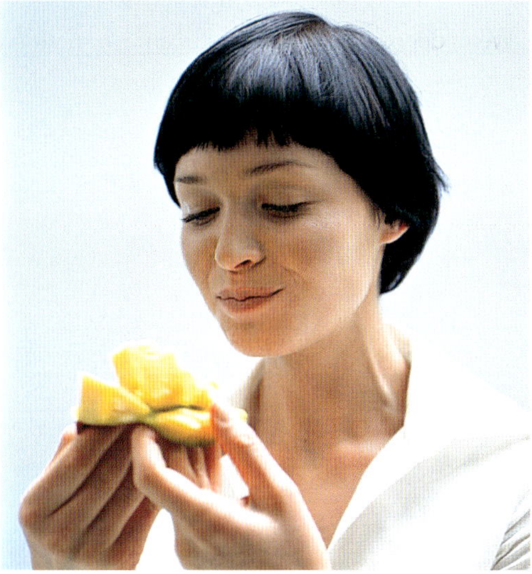

Phase drei

Jetzt dürfen Sie auch **rohes Gemüse** zu sich nehmen. Essen Sie Bohnensprossen (am besten selbst gezogen). Verwenden Sie rohen Knoblauch, der besonders gut für die Blutreinigung ist – auch wenn Sie danach nach Knoblauch riechen. Manche Knoblauchfans behaupten, dass man bei regelmäßigem Genuss nicht mehr riecht. Da brauchen Sie wirklich gute Freunde, um herauszufinden, ob diese Behauptung wahr ist!

Gemüse hat viele ähnliche Eigenschaften wie Obst. Viele Gemüsesorten, die man als Salat essen kann, haben besondere Entgiftungskräfte:
Fenchel verbessert die Verdauung und verhindert Blähungen.
Brunnenkresse enthält Betakarotin und Schwefel, die beide Lebertonika sind.
Löwenzahnblätter sind ein Tonikum für Leber und Nieren und wirken außerdem harntreibend.
Petersilie wirkt leicht harntreibend. Sie enthält Zink und Spurenelemente, welche die Leberfunktion unterstützen.

Phase vier

Jetzt dürfen Sie zusätzlich **gekochtes Gemüse** und **braunen Reis** essen. Kochen Sie das Gemüse in wenig Wasser und nur so kurz wie möglich, um seinen maximalen Nährwert zu erhalten. Dämpfen ist die beste Methode, weil Sie das Wasser als Brühe verwenden können. Pfannenrühren steht an nächster Stelle. Kohlgemüse – ausgerechnet die Gemüsesorten, die wir als Kinder besonders gehasst haben sind außerordentlich gut für eine überstrapazierte Leber. Sie sollten braunen Kurzkornreis essen, weil dieser Giftstoffe im Verdauungstrakt am besten aufnimmt. Außerdem ist dieser Reis am leichtesten verdaulich und enthält die meisten Faserstoffe.

Verwenden Sie Cayennepfeffer und Ingwer zum Würzen. Beide regen die Verdauung an und fördern die Ausscheidung von Giftstoffen über die Haut.

Zu den Gemüsesorten, die in gegartem Zustand Detox-Eigenschaften besitzen, gehören:
Lauch, Zwiebeln und Knoblauch enthalten Schwefelverbindungen, die giftige Metalle binden und damit deren Ausscheiden beschleunigen.
Artischocken stimulieren die Gallenproduktion der Leber, was wiederum die Verdauung anregt.
Topinambur enthält Alantin, was die Bildung von guten Darmbakterien fördert. Aber Vorsicht, dieses Gemüse hat den Ruf, schlimme Blähungen zu verursachen.
Rote Bete entgiftet, entwässert und entfettet. Sie regt die Produktion von Enzymen an, welche die Verdauung fördern.

Phase fünf

Fügen Sie der Diät jetzt **Hülsenfrüchte, Nüsse, Körner und Samen** hinzu. Hülsenfrüchte sind eine reiche Proteinquelle, sollten aber während dieser Phase nicht zusammen mit Reis gegessen werden, weil das Mischen von Stärke und Protein die Verdauung verlangsamen kann. Lassen Sie zwischen dem Verzehr dieser zwei Nahrungsmittel mindestens vier Stunden vergehen.

Nüsse sollten roh und ungesalzen gegessen werden. Wie auch Körner und Samen liefern sie nützliche Kalorien in Form von essenziellen Fettsäuren, die alle Zellen im Körper brauchen, vom Körper selbst aber nicht produziert werden. Essenzielle Fettsäuren fördern auch den Gallefluss, was wiederum die Verdauung beschleunigt. Sesamkörner, Sonnenblumenkerne und Leinsamen sind reiche Quellen dieser Fettsäuren.

Phase sechs

Fügen Sie dem Speiseplan **Getreide** und **Joghurt mit Lebendkulturen** hinzu. Der Joghurt sollte aus Ziegen- oder Schafsmilch sein. Er ist besser verdaulich und hat die gleichen positiven Auswirkungen auf den Verdauungstrakt wie Joghurt mit Lebendkulturen aus Kuhmilch.

Die Getreideprodukte sollten immer aus Vollkorn sein, denn das volle Korn enthält Faserstoffe, welche die Darmbewegung antreiben, und Spurenelemente, die gut für die Leber sind. Sie können folgende Getreideprodukte essen: Roggen, Buchweizen, Gerste oder Hafer, aber auf keinen Fall Weizen. All diese Getreidesorten führen dem Blut beständig Glukose zu, was der Leber ermöglicht, einen Glykogenvorrat (Leberstärke) anzulegen. Das braucht die Leber, um ihre Entgiftungsfunktion effektiv ausführen zu können und um das Blut mit Zucker zu versorgen.

Phase sieben

Jetzt gibt es **Fisch**. Sie können jeden frischen Fisch essen, aber wenn Sie sich für fettreiche Kaltwasserfische entscheiden, erhalten Sie die für die Haut wichtigen essenziellen Fettsäuren. Da Sie sich dem Ende des Programms nähern, sollten Sie sich entspannter fühlen und nicht mehr das Bedürfnis haben, all das zu essen, auf das Sie in letzter Zeit verzichtet haben.

Nach Beendigung der Diät werden Sie auch wieder andere Nahrungsmittel essen. Achten Sie darauf, dass Sie nur jeden zweiten Tag ein „neues" Nahrungsmittel in den Ernährungsplan aufnehmen. Fangen Sie allmählich mit Molkereiprodukten (Käse, Sahne, Milch) und Fleisch an, weil sie einen hohen Gehalt an gesättigten Fettsäuren haben, welche die Verdauung verlangsamen. Weizen kommt zum Schluss. Wenn Sie diese komplexen Nahrungsmittel zu früh wieder zu sich nehmen, könnten Sie Verdauungsprobleme bekommen.

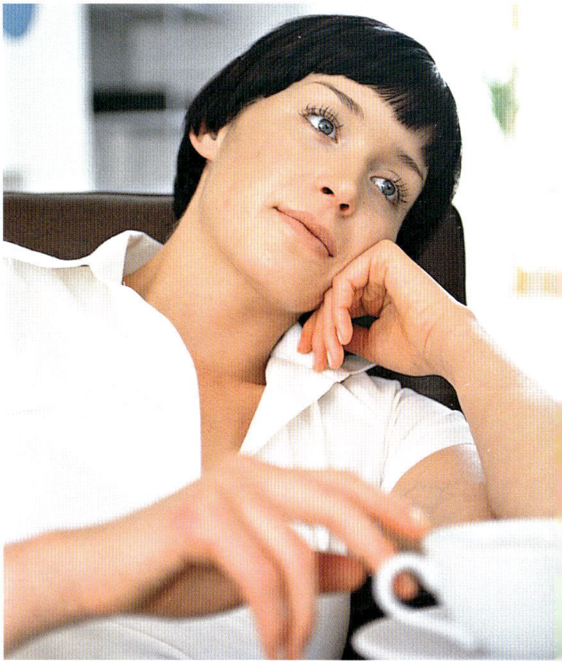

Nahrungsmittel, die wir meiden sollten

Es gibt bestimmte Nahrungsmittel, mit denen der menschliche Körper nicht besonders gut umgehen kann. Es handelt sich um jene Nahrungsmittel, die oft zu Verdauungs- und Durchblutungsstörungen führen. Unglücklicherweise sind es gleichzeitig jene Stoffe, von denen wir am meisten abhängig sind.

Vermeiden Sie während der Entgiftung und ein bis zwei Wochen danach folgende Nahrungsmittel bzw. ersetzen Sie sie mit den angegebenen Alternativen:

Kuhmilch und alle Kuhmilchprodukte wie Joghurt und Käse: Die Fettmoleküle in der Kuhmilch sind für viele Menschen zu groß und können nicht verdaut werden. Dies kann zu mehr oder minder ausgeprägter Laktoseintoleranz führen. Nehmen Sie stattdessen Schaf- oder Ziegenmilchprodukte, die kleinere Fettmoleküle enthalten.

Kaffee und Tee regen die Durchblutung künstlich an, reizen den Darm und produzieren Säure.
Alkohol wirkt störend auf eine Gruppe von Enzymen ein, die für die Entgiftung entscheidend sind. Somit kann der Alkohol als Hauptgiftstoff fungieren, der die Wirkung aller anderen Giftstoffe noch verstärkt. Alkohol wirkt harntreibend und entzieht dadurch der Haut und anderem Gewebe Feuchtigkeit.
Weizen reizt häufig den Verdauungstrakt und führt zu Schleimbildung. Essen Sie Brot, das aus anderen Getreidesorten wie Roggen hergestellt ist, und essen Sie Reisflocken zum Frühstück.
Pilze gehören nicht wirklich zum Gemüse und beeinträchtigen die Bildung von guten Darmbakterien.
Orangen haben den größten Säuregehalt von allen Obstsorten und können die Leber verstopfen.
Tomaten, Spinat und Rhabarber enthalten viel Oxalsäure, die zu Darmreizungen führen kann.
Erdnüsse verursachen häufig allergische Reaktionen und sind schwer verdaulich.

Auf Hochglanz polieren

Wenn das Blut gereinigt und die Durchblutung angeregt ist, haben Sie schon mehr für die Haut getan, als jede Seife, Creme oder jedes Gel tun könnte. Die Haut bedarf trotzdem weiterer Aufmerksamkeit, weil sich tote Zellen an der Oberfläche ablagern und sich Schmutz an alte Zellen und körpereigene Öle hängt.

Sanfte Reinigung

Sie benötigen nur einen Waschlappen, Pflanzenöl und Wasser. Wählen Sie ein Öl, das sich für Ihren Hauttyp eignet (s. S. 38–39). Wenn Sie sich nicht sicher sind, nehmen Sie zu gleichen Teilen Sonnenblumen-, Avocado- und Sesamöl. Halten Sie den Waschlappen unter heißes Wasser, wringen Sie ihn aus und drücken Sie ihn sanft auf das Gesicht, um die Poren zu öffnen. Geben Sie ein wenig Öl in die Handflächen und massieren Sie es sanft in die Haut. Machen Sie das mit den Bewegungen, welche die Lymphdrainage anregen (s. S. 88–89).

Waschen Sie den Waschlappen aus und wischen Sie das Öl und den Schmutz gründlich aus dem Gesicht. Reinigen Sie den Waschlappen regelmäßig. Verwenden Sie keine Taschentücher, denn sie werden aus Holzfaserstoff hergestellt und enthalten mikroskopisch kleine Splitter, die sich in der Haut festsetzen können.

Ihre Haut sollte sich nach ein bis zwei Wochen verbessert haben. Trotzdem ist es wichtig, sich ab und zu Zeit für ein Peeling zu nehmen.

Peeling

Peeling muss man nicht täglich machen. Doch ein gelegentliches Peeling bringt die Auswirkungen der Entgiftung und der verbesserten Durchblutung zum Vorschein. Es ist ein bisschen so wie das Abstauben, das man vor dem Polieren macht, wenn man Möbel putzt. Hausstaub besteht ja zum größten Teil aus menschlichen Hautzellen. Wenn Sie nicht zuerst die oberflächlichen Ablagerungen wegwischen, werden sie mit dem Poliermittel verteilt, und anstatt zu glänzen, sehen die Möbel schmierig aus. Im Gesicht ist es genauso. Keine Reinigungsmethode lässt das Gesicht erstrahlen, wenn der Schmutz nicht vorher entfernt worden ist.

Im Alter wird Peeling wichtiger, weil die Hautzellen sich langsamer regenerieren und mehr Falten vorhanden sind, in denen sie sich einnisten können. Das Entfernen toter Zellen regt außerdem den Regenerationsprozess an.

Ältere Haut

Je älter die Haut ist, desto sanfter muss man mit ihr umgehen. Ganz anders als die raue Haut an den Knien, die Sie mit einem Luffa-Pad behandeln können, neigt die Gesichtshaut zu erweiterten Äderchen, Reizungen oder Trockenheit, wenn sie zu hart gerubbelt wird. Einige im Handel erhältliche Peelings enthalten raue Partikel, welche die Haut aufkratzen können. Andere, die auf Fruchtsäuren basieren, sind zu aggressiv.

Die Oberhaut mag überwiegend aus abgestorbenen Zellen bestehen, aber sie ist immer noch wichtig für den Stoffwechsel. Wenn Sie zu viel dieser Hautschicht entfernen, kann sie nicht mehr ihre Schutzfunktion ausüben. Die besteht in der Entschärfung der gefährlichen freien Radikale aus der Luft und in der Bewahrung von Feuchtigkeit. Wenn Sie jung sind, können Sie diese scharfen modernen Mittel ohne offensichtliche Nebenwirkungen verwenden. Aber: Die Mittel können auch bei junger Haut oberflächlichen Schaden anrichten, der erst sichtbar wird, wenn die Haut Kollagen und Elastin verliert.

Feines Hafermehl oder gemahlene Mandeln sind durchaus wirkungsvoll genug. Solche natürlichen Mittel aus dem Küchenschrank entfernen abgestorbene Zellen einfacher und sicherer als alle im Handel erhältlichen Mittel.

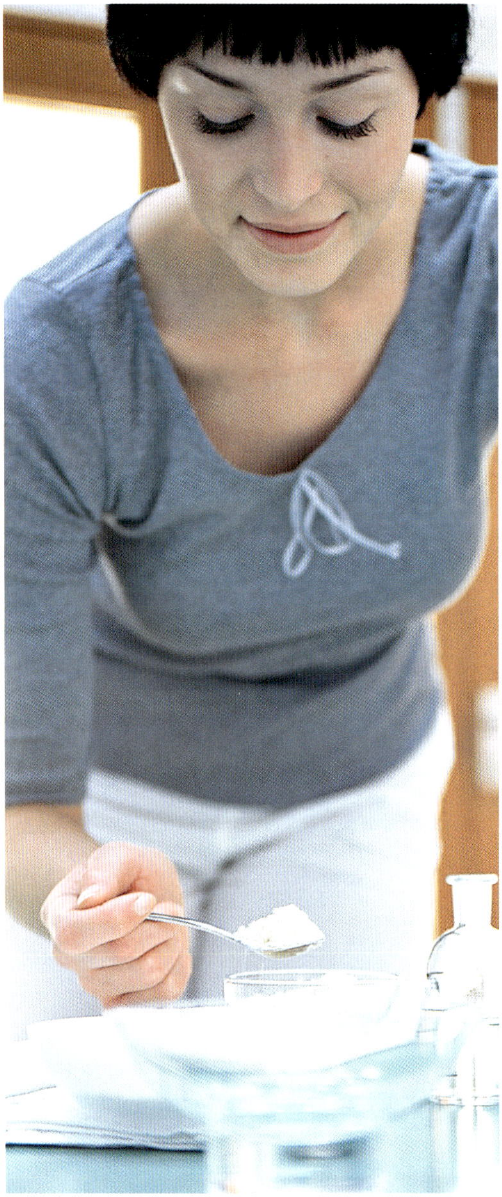

Traditionelle Bestandteile eines Peelings sind Salz, das antibakteriell wirkt, gemahlene Mandeln und Hafermehl, die reinigend wirken, und Zucker. Aber auch andere körnige Nahrungsmittel, die leicht abschleifend wirken, eignen sich. Man rührt sie einfach zu Pasten zusammen und trägt sie auf das Gesicht auf. Das Hinzufügen von Creme oder Joghurt erleichtert die Anwendung zusätzlich. Mit Traubensaft kann man übrigens auch abgestorbene Zellen abwaschen.

Bevor Sie sich an eine eigene Rezeptur heranwagen, können Sie die hier beschriebenen Peelings ausprobieren:

Hafer-Nuss-Peeling

2 TL feines Hafermehl
2 TL gemahlene Mandeln
Orangenblütenwasser (für fettige Haut) oder Creme (für trockene Haut) zum Mischen

Zucker-Mais-Peeling

2 TL Maismehl
2 TL brauner Rohrzucker
1 TL Mandelöl
Apfelsaft (für normale Haut) oder Zitronensaft (für fettige Haut) zum Mischen

Klebriges Trauben-Peeling

2 TL Salz
1 TL Traubensaft
Griechischer Joghurt zum Mischen

Vermischen Sie alle Zutaten zu einer glatten Paste und lassen Sie diese fünf Minuten ruhen. Massieren Sie die Paste sanft in die Gesichtshaut, lassen Sie die empfindliche Haut unter den Augen aber aus. Wischen Sie die Paste mit einem feuchten, fusselfreien Tuch ab, spülen Sie das Gesicht mit warmem Wasser ab und trocknen Sie es sanft mit einem Handtuch.

Kapitel 5

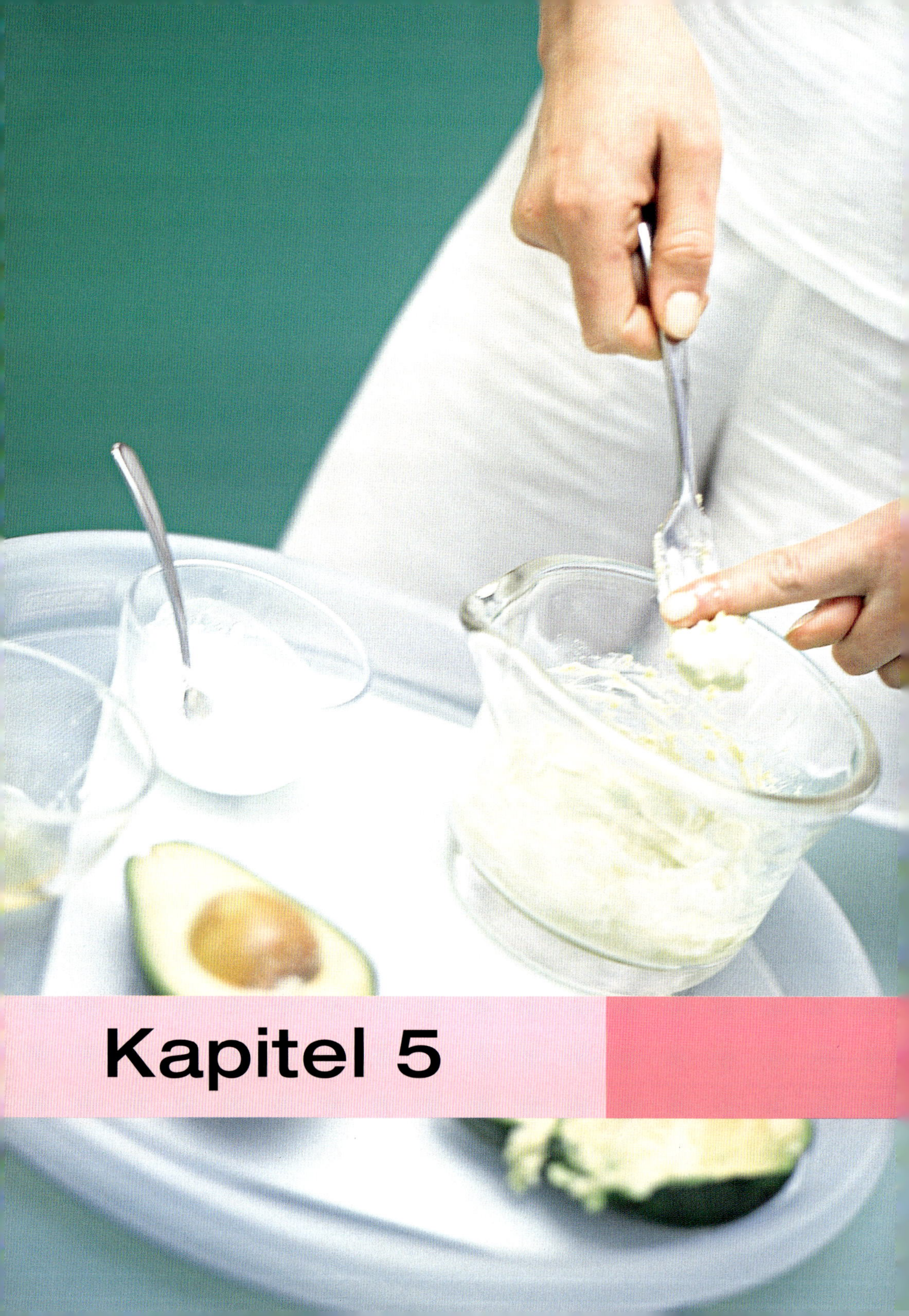

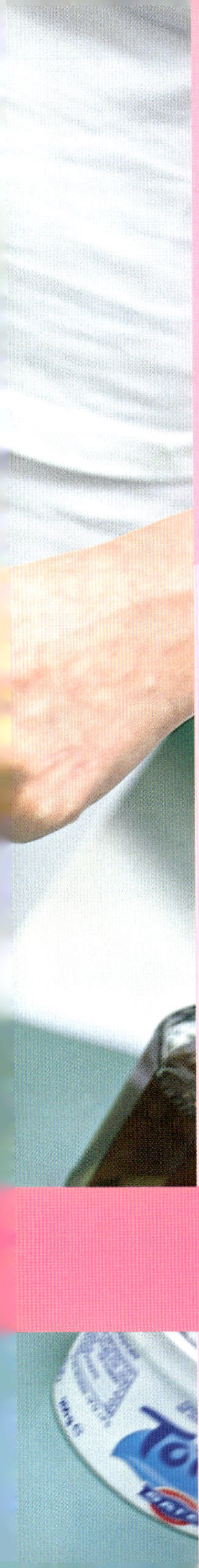

Das Gesicht nähren und pflegen

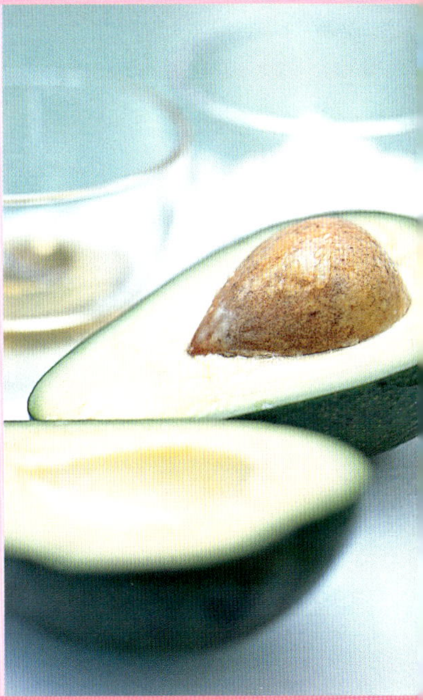

Das Innere nach außen kehren

Eine der vielen Weisheiten zum Thema Gesundheit der letzten Jahre, die man nicht ignorieren kann, lautet: Wir sind, was wir essen. Das heißt im Klartext: Was wir essen und trinken beeinflusst unser Aussehen, unser Befinden und letzten Endes auch, wie wir sterben. Gesättigte Fettsäuren tragen zu Herzerkrankungen und Alkohol zu Lebererkrankungen bei. Stark bearbeitete Lebensmittel enthalten viele schnelle Kohlenhydrate, die Darmkrebs mit verursachen können.

Die Rolle der Ernährung

Der Zusammenhang zwischen gesunder Ernährung und einem frischen, gesunden Teint ist vielen nicht bewusst. Nur weil es sich bei der Haut um ein externes Organ handelt, heißt das noch lange nicht, dass die Haut nicht von innen beeinflusst wird. Die Haut ist ein komplexes Gebilde und braucht bestimmte Nährstoffe, um sich zu regenerieren, Schäden zu beseitigen und sich gegen Schadstoffe zu schützen. Man könnte in Abwandlung der oben genannten Weisheit sagen: Was wir heute essen, zeigt sich morgen ganz offensichtlich – in der Haut.

Ernährungswissenschaftler glauben, dass die vielen Hautprobleme der heutigen Zeit zum größten Teil daher kommen, dass wir zu viele Fertiggerichte, chemisch konservierte Lebensmittel und kalorienhaltige Speisen essen. All diesen mangelt es nämlich an den für die Haut essenziellen Nährstoffen.

Künstlich hergestellte Ersatzmittel/ Nahrungsergänzungsmittel

Hersteller von Hautpflegeprodukten machen uns auf Mangelerscheinungen immer wieder aufmerksam. Nun haben Sie den Markt mit Cremes und Lotionen überschwemmt, die Vitamine und ähnliche Stoffe enthalten. Aber gelangen diese Nährstoffe wirklich durch die Hautschichten dorthin, wo sie benötigt werden?

Die Antwort lautet meistens Nein, weil die Nährstoffe aus Molekülen bestehen, welche die Hautschichten nicht durchdringen können. Die Stoffe, die durch die Haut gelangen, schaffen es mithilfe von synthetischen Chemikalien – Chemikalien, die in die Blutbahn geraten und von dort in die Leber. Die Folgen davon sind nicht bekannt.

Kosmetikhersteller dürfen nicht behaupten, dass ihre Produkte durch die Haut in die Blutbahn dringen, weil sie dann transdermal wären (transdermal = durch die Haut) und als Medikamente eingestuft werden müssten. Um eine Lizenz zu erhalten, müssten diese Stoffe detaillierten, langwierigen Kontrollen und Versuchen standhalten – ein extrem teurer und komplizierter Prozess.

Inzwischen haben die Hersteller von Gesundheitsprodukten Vitamin- und Mineralstoffprodukte auf den Markt gebracht. Es gibt eine ganze Reihe an Kosmetik für Haut, Haare und Nägel in Tabletten- und Kapselform.

Gesundes Essen – gesunde Haut

Obwohl manche Cremes und Kapseln vielleicht kurzfristig ihren Zweck erfüllen, ist es wesentlich wirkungsvoller und billiger, die Nährstoffe, die unsere Haut braucht, mit dem Essen zu sich zu nehmen. Dadurch gelangen Nährstoffe am besten an die Stellen im Körper, wo sie gebraucht werden.

Wenn Ihr Blut entgiftet ist und somit bis in die kleinsten Hautkapillaren fließt, werden auch diese bestens versorgt. Außerdem sind die meisten Nahrungsmittel, die gut für das Bindegewebe der Haut sind, auch gut für die Durchblutung, Verdauung und Ausscheidung von Abfallstoffen.

Man liest immer, dass man alle Nährstoffe, die wir für die Gesundheit benötigen, aus einer ausgewogenen Ernährung beziehen kann. Aber die meisten Menschen ernähren sich nicht ausgewogen. Was die Haut betrifft, gibt es zwei Gruppen von Nährstoffen, die heutzutage nicht in ausreichenden Mengen durch die Ernährung aufgenommen werden, aber extrem wichtig sind, um die Haut jung zu halten. Wonach also hungert unsere Haut?

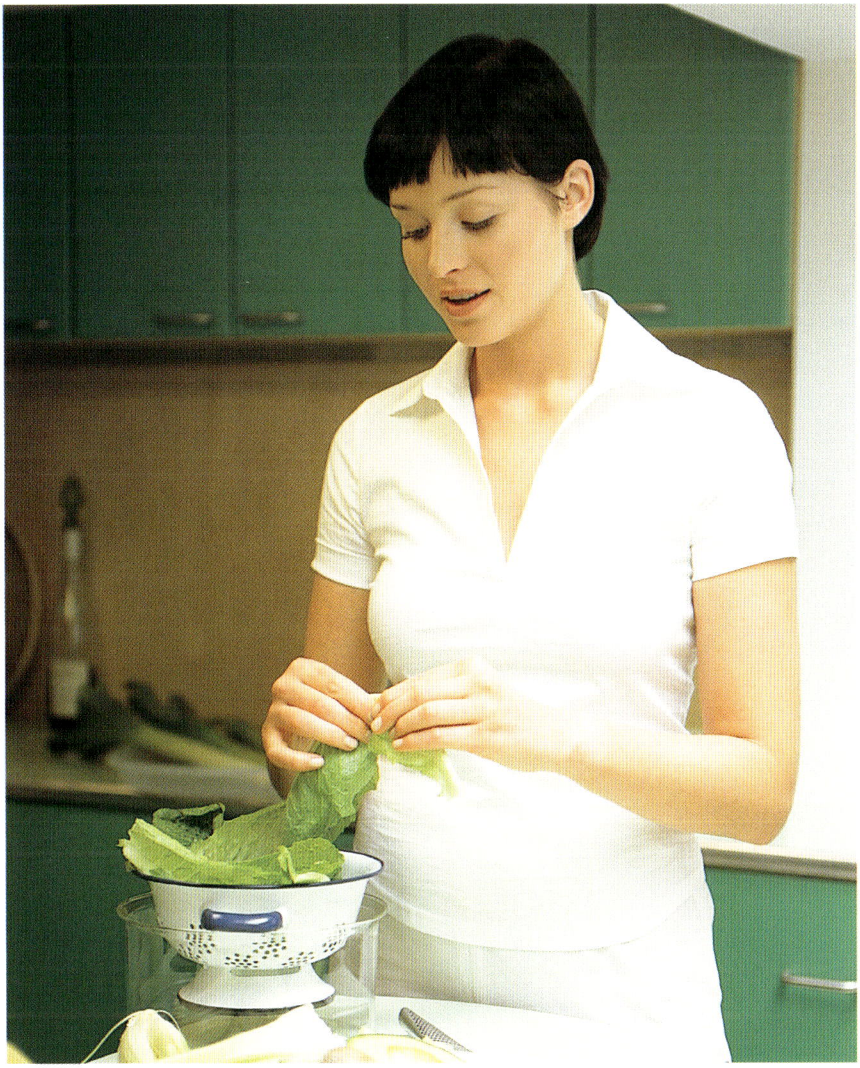

Antioxidationsmittel

Antioxidationsmittel spielen bei der Zerstörung von freien Radikalen, die beim Alterungsprozess mitwirken, eine fundamentale Rolle. Man könnte sie als „Anti-Aging-Nährstoffe“ bezeichnen.

Freie Radikale

Freie Radikale sind hochreaktive Chemikalien, die über Luftverschmutzung, Sonnenlicht und Stoffwechselprozesse in die Blutbahn gelangen. Als Nebenprodukt der Sauerstoffverbrennung sind einige freie Radikale gut für die Bekämpfung von Infektionen. Aber viele greifen Zellen an. Sie oxidieren Gewebe, zerstören den molekularen Aufbau und nehmen den Zellen Sauerstoff weg. In der Haut ist Kollagen das Opfer der freien Radikale: Die Moleküle überkreuzen sich oder schmelzen zusammen und die Haut wird hart und ledrig. Wenn man 50 ist, geht man davon aus, dass etwa 30 % des Zellproteins von freien Radikalen zerstört worden ist. Bei der Haut macht sich das in Falten und Tränensäcken bemerkbar.

Die wichtigsten Antioxidationsmittel

Antioxidationsmittel verlangsamen den von freien Radikalen verursachten Prozess der Oxidation von Gewebe. Über 100 dieser Stoffe wurden bereits identifiziert. Die wichtigsten sind Betakarotin, Vitamin C und E, Selen und Zink. Vitamin C und E sowie Betakarotin wirken am besten, wenn sie zusammen eingenommen werden.

Betakarotin wird im Körper in Vitamin A umgewandelt. Es schützt vor den Auswirkungen der UV-Strahlen, kurbelt das Immunsystem an und kann die Haut vor bakteriellen Infektionen schützen.

Vitamin C wird für viele Zwecke – von Grippeprävention bis zur Krebstherapie – angewendet. Vitamin C ist auch für die Kollagenproduktion essenziell und damit für die Elastizität der Haut. Durch eine höhere Einnahme von Vitamin C können Sie zwar nicht die Produktion von Kollagen erhöhen, aber den Abbauprozess verlangsamen.

Vitamin E ist wohl der bekannteste Nährstoff für die Haut. Es wirkt am stärksten gegen Schäden durch freie Radikale, die durch Sonneneinwirkung verursacht wurden. Vitamin E trägt auch zur Speicherung von Feuchtigkeit, zur Maximierung der Sauerstoffverwendung und zur Erneuerung von Zellen an beschädigten Hautpartien bei.

Selen schützt die Zellen vor freien Radikalen und verhindert das Austrocknen der Haut. Mit Vitamin E zusammen unterstützt es das Immunsystem und hilft bei der Bekämpfung von Infektionen.

Zink ist für die Kollagenproduktion essenziell. Es beschleunigt den Heilungsprozess von beschädigter Haut und kann sogar Pigmentflecken ausgleichen. Es ist für das Immunsystem lebenswichtig. Es hilft auch bei der Bekämpfung von Infektionen. Zinkmangel verlangsamt den Heilungsprozess und kann zu Dehnungsstreifen und hartnäckigen Flecken auf der Haut führen.

Bioflavonoide bilden eine Gruppe von etwa 500 Zusammensetzungen, einige davon sind starke Antioxidationsmittel. Sie arbeiten mit Vitamin C zusammen, um das Bindegewebe und die Kapillaren zu schützen und zu pflegen.

Oligomere Proanthocyanidine sind weniger bekannte Antioxidationsmittel. Abgesehen von ihrer eigenen antioxidierenden Wirkung verstärken sie den Effekt von Vitamin A, C und E. Sie sollen auch die Enzyme hemmen, die für den Zerfall von Elastin und Kollagen im Bindegewebe verantwortlich sind. Eine Variante wird immer häufiger in Hautcremes verwendet. Diese Mittel sind aber auch in grünem Tee, Kardamom und Traubenkernen enthalten.

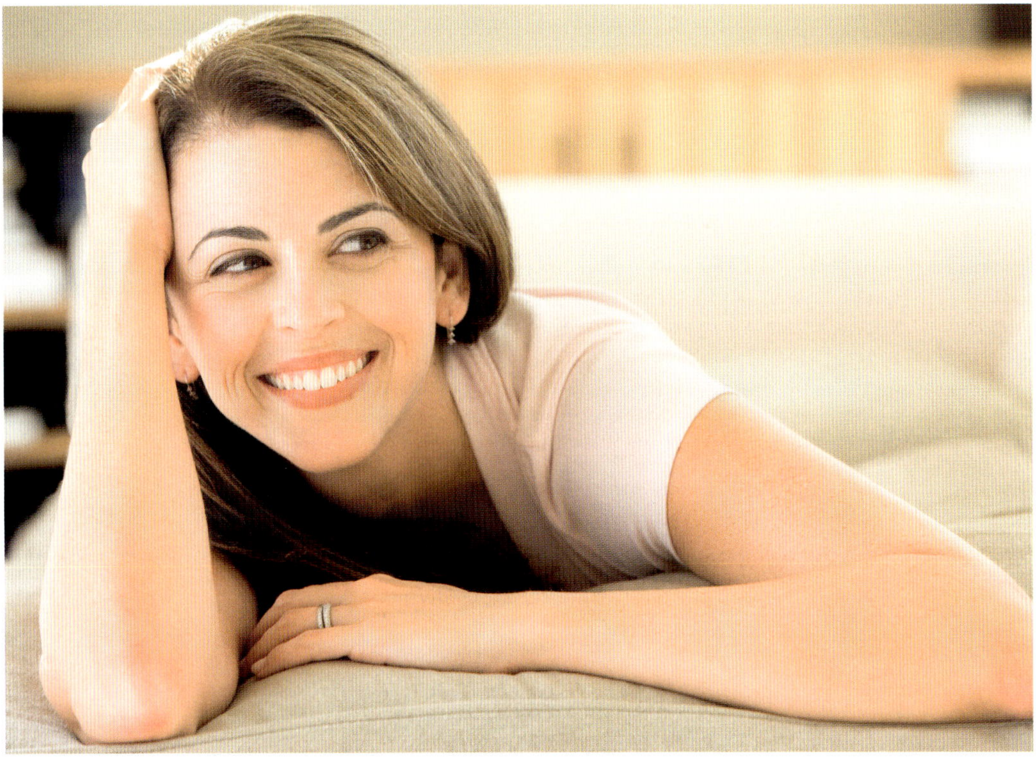

Antioxidationsmittel

Nährstoff	Wirkung
Vitamin A	Anitioxidationsmittel.Trägt zur Verringerung von Keratinablagerungen bei.
Betakarotin (Provitamin A)	Versorgt den Körper mit Verbindungen, die Vitamin A herstellen. Schützt vor der Wirkung von UV-Licht und verbessert das Immunsystem.
Bioflavonoide	Antioxidationsmittel. Verlangsamt den Abbau von Bindegewebe und stärkt die kleinen Kapillaren, die der Haut Blut zuführen.
Vitamin B_2	Wichtig für die Entwicklung und Reparatur von Hautgewebe.
Vitamin B_3	Unterstützt die Haut bei der Produktion von natürlichem Sonnenschutz wie Melanin.
Vitamin B_5 (Pantothensäure)	Notwendig für die Bildung von neuem Hautgewebe, das für gesundes Haar wichtig ist.
Vitamin B_6	Unterstützt gesunden Fettgehalt der Haut und verhindert allergische Reaktionen.
Vitamin B_{12}	Unterstützt das Blut bei der Sauerstoffzufuhr zur Haut. Hilft bei der Ausscheidung von Giftstoffen.
Biotin	Hilft dem Körper bei der Verarbeitung wichtiger Fette. Gleicht Überproduktion der Talgdrüsen aus.
Vitamin C	Antioxidationsmittel. Hilft bei der Produktion von Kollagen. Wirkt antibakteriell, vermindert Hautinfektionen und entgiftet.
Vitamin E (Tocopherol)	Trägt zur Verhinderung von Zellschädigung bei. Stärkt die Blutgefäße. Sorgt für eine gute Durchblutung.
Folsäure	Verringert den Feuchtigkeitsverlust der Haut.
Kalzium	Hilft bei der Hautregeneration. Erhält ein gesundes Säure-Basen-Gleichgewicht.
Magnesium	Lebenswichtig für die Muskelaktivität.
Selen	Antioxidationsmittel. Bekämpft freie Radikale. Hilft dem Körper, Vitamin E zu verarbeiten. Entzündungshemmend.
Kieselerde	Wird für die Kollagenproduktion gebraucht.
Schwefel	Bekämpft bakterielle Infektionen und sorgt für reine Haut. Hilft bei der Entgiftung, indem er die Gallenabsonderung anregt.
Coenzyme Q10	Unterstützen das Immunsystem, bekämpfen bakterielle Infektionen. Antioxidationsmittel, das den durch freie Radikale verursachten Alterungsprozess verlangsamt.
Zink	Antioxidationsmittel. Stellt Protein her, das die Haut mit Vitamin A versorgt. Verlangsamt die Schwächung von Kollagen. Unterstützt das Immunsystem.

Vorkommen	Mangelerscheinungen der Haut
Fettreicher Fisch, Eier, Molkereiprodukte	Schuppige Haut, schuppige Kopfhaut, Akne
Karotten, dunkelgrünes Gemüse, Aprikosen, Orangen, Tomaten, Paprikaschoten, Kürbispflanzen, Brunnenkresse	Wie bei Vitamin A
Fruchtfleisch und Kerne von Zitrusfrüchten, Aprikosen, Brombeeren, Äpfel, Kirschen, Hagebutten, Buchweizen	Blutergüsse, langsame Wundheilung, vorzeitiges Altern
Milch, Eier, Getreide, Makrelen, Leber, grünes Gemüse, Pilze	Seborrhoisches Ekzem, Entzündungen um die Nase und den Mund, aufgesprungene Lippen, glanzloses Haar
Brauner Reis, Huhn, Weizenkeime, Thunfisch, Brokkoli	Dermatitis, Akne, Ekzeme, Müdigkeit, Angstgefühle
Hefe, Leber, Nieren, Eier, brauner Reis, Vollkorngetreide, Linsen	Muskelzittern, Krämpfe, Müdigkeit, Angstgefühle
Huhn, Hefeextrakte, Rindfleisch, Brokkoli, Bananen, Weizenkeime	Überaktive Talgdrüsen, was zu fettiger Haut führt, schuppige Haut, Wasseransammlungen
Rotes Fleisch, Leber, Eier, Fisch	Trockene Haut, Dermatitis, fahle Gesichtsfarbe
Innereien, Weizenkeime, Bierhefe	Trockene Haut, Ekzeme, schuppige Dermatitis
Schwarze Johannisbeeren, Erdbeeren, Orangen, Kirschen, Paprikaschoten, Brokkoli, Brunnenkresse	Geplatzte Äderchen, raue, schuppige Haut, Neigung zu Blutergüssen, rote Pickel, trockene Kopfhaut
Samen, Körner und Nüsse, fettreicher Fisch, Sonnenblumenöl, Avocados, Bohnen, Weizenkeime, Süßkartoffeln	Vorzeitige Falten, blasse Haut, Akne, Neigung zu Blutergüssen, verlangsamte Wundheilung
Bierhefe, Leber, Weizenkeime, Melasse	Trockene Haut, Ekzeme, aufgesprungene Lippen
Milch, Käse, Joghurt, Petersilie, Mandeln, Bierhefe	Fahle, müde Gesichtsfarbe
Grünes Gemüse, Sojabohnen, rohe Weizenkeime, Milch, fettreicher Fisch, Vollkornprodukte, Meeresfrüchte, Nüsse	Verstopfung, fahle, gefleckte Haut, Knochenschwächung, Energiemangel
Hering, Melasse, Thunfisch, Austern, Pilze	Fahle Gesichtsfarbe, trockene Haut
Schachtelhalm (Kraut)	Vorzeitige Falten, Ekzeme, Schuppenflechte, Akne, schlechte Wundheilung
Mageres Rindfleisch, getrocknete Bohnen, Fisch, Eier, Kohl	Fahle Gesichtsfarbe, Hautentzündungen, Müdigkeit
Sojaöle, Sardinen, Makrelen, Erdnüsse, Schweinefleisch	Schlechtes Immunsystem, fahle Haut
Fleisch, Vollkornprodukte, Hefe, Weizenkleie, Weizenkeime, Sojalezithin, Bohnen	Fahle Gesichtsfarbe, Ekzeme, Akne, lebloses, glanzloses Haar, weiße Flecken auf den Fingernägeln

Fabelhafte Fette

Man kann heute nahezu alle Nährstoffe in Form von Nahrungsergänzungsmitteln kaufen. Aber unsere Haut genießt zusätzliche Vorteile, wenn wir die Antioxidationsmittel auf „altmodische" Weise zu uns nehmen – indem wir Obst und Gemüse essen!

Brunnenkresse, Karotten, Süßkartoffeln und Aprikosen sind gute Quellen für Faserstoffe. Faserstoffe tragen zur Ausscheidung von Giftstoffen bei, weil sie die Darmbewegung anregen. Pflanzliche Nahrungsmittel sind von Natur aus basisch, also gut für die Durchblutung. Sie hindern Säurekristalle im Blut daran, den Blutfluss zu den kleinen Kapillaren zu stoppen. Obst und Gemüse enthalten außerdem wenig Fett. Fett ist schlecht für die Durchblutung und verursacht Pickel. Das heißt allerdings nicht, dass Fett grundsätzlich schlecht für die Haut ist. Es hängt lediglich davon ab, welche Art von Fett Sie zu sich nehmen.

Essenzielle Fettsäuren

Nach jahrzehntelanger Fettphobie werden die Vorzüge dieser Fette endlich anerkannt. Die am häufigsten vorkommenden Symptome alternder Haut – zu wenig Feuchtigkeit und Geschmeidigkeit – sind auch Zeichen eines Mangels an essenziellen Fettsäuren.

Essenzielle Fettsäuren bilden Teile der Struktur der Hautzellwände und stoppen den Abfluss von Flüssigkeiten. Sie kommen in fetthaltigen Frischwasserfischen, Nüssen, Samen und Körnern, Wildfleisch, Bio-Fleisch, Algen und Bio-Eiern vor. Die Menschen in der westlichen Welt haben in den letzten 20 bis 30 Jahren viel weniger von diesen Nahrungsmitteln gegessen. Der Konsum von konventionellem Fleisch und bearbeiteten Nahrungsmitteln ist stark gestiegen. Im Idealfall sollten mindestens 15 % unserer Kalorienaufnahme aus essenziellen Fettsäuren bestehen. Meistens ist es weniger als die Hälfte.

Es gibt zwei Gruppen von essenziellen Fettsäuren: Omega 3 und Omega 6. Omega 3 hat den größten Einfluss auf die Hautbeschaffenheit. Der Körper kann diese Fettsäuren nicht bilden, also müssen wir sie über die Nahrung aufnehmen. Nahrungsmittelhersteller mögen diese Fettsäuren gar nicht, weil sie instabil sind, leicht oxidieren und schnell schlecht werden. Wenn Nahrungsmittel behandelt werden, um länger haltbar zu sein, gehen die Wirkstoffe der essenziellen Fettsäuren verloren.

Dabei ist es ganz einfach, essenzielle Fettsäuren zu sich zu nehmen: Verwenden Sie Sesam-, Raps-, Walnuss-, oder Sojabohnenöl. Diese Öle sind reich an essenziellen Fettsäuren und werden leicht ranzig; bewahren Sie sie im Kühlschrank auf. Der Geschmack einiger dieser Öle ist auch gewöhnungsbedürftig. Fetter Fisch versorgt uns ebenfalls mit essenziellen Fettsäuren.

Es dauert zwar vier bis acht Wochen, bis man die Wirkung von essenziellen Fettsäuren an der Haut sehen kann, aber der Unterschied zu vorher ist umso gewaltiger. Die Haut fühlt sich nach dem Waschen nicht mehr so angespannt an und die Hautoberfläche wird weicher und feuchter. Langfristig wird eine Ernährung mit einem hohen Gehalt an essenziellen Fettsäuren zwar nicht die Faltenbildung verhindern, sie aber zumindest aufhalten.

Essenzielle Fettsäuren erhöhen die Flexibilität der Blutzellen. Diese können damit in die Kapillaren gelangen, die wiederum Sauerstoff und Nährstoffe in die Haut transportieren.

Über die zusätzlichen Kalorien brauchen Sie sich übrigens keine Sorgen zu machen, da essenzielle Fettsäuren den Stoffwechsel verbessern und dadurch Kalorien viel schneller verbrennen. Die Einnahme von essenziellen Fettsäuren macht auch nicht die Haut fettiger, da die Moleküle nicht zusammenkleben (wie die Moleküle von gesättigten Fettsäuren) und damit die Poren nicht verstopfen.

Weitere Vorteile

Die Begeisterung für Nahrungsergänzungsmittel hält weiterhin an. Kaum preist ein Ernährungswissenschaftler die Tugenden eines Nährstoffes an, überfluten schon die Hersteller den Markt mit Kapseln oder Tabletten.

Ist das wirklich nötig? Wie schon gesagt: Die meisten Nährstoffe kann man über die Nahrung zu sich nehmen. Doch manche Nährstoffe lassen sich nur schwerlich über die Nahrung aufnehmen. Folgende Nährstoffe sollten Sie sich als Ergänzungsmittel besorgen, damit Ihre Haut bestens versorgt ist:

Vitamin E: Die typisch westliche Ernährung enthält nicht ausreichend Vitamin E, das von gechlortem Wasser, Luftverschmutzung und Östrogen zerstört wird. Es ist daher sinnvoll, es einzunehmen. Achten Sie darauf, dass das Produkt natürliches Vitamin E enthält (d-alpha-tocopherol), das ist wirkungsvoller als die künstliche Variante (dl-alpha-tocopherol).
Essenzielle Fettsäuren: Wenn Sie nicht genügend Samen und Körner essen, gegen Nüsse allergisch sind und den Geschmack der Öle (siehe links) nicht mögen, nehmen Sie Nachtkerzen- oder Borretschöl ein. Beide sind überall im Handel erhältlich.
Coenzyme Q10: Der Mangel an diesem Antioxidationsmittel ist nicht selten, da es leicht von koffein- und alkoholhaltigen Getränken und Zucker zerstört wird. Dieses Mittel trägt zur Regeneration der Haut bei und kurbelt das Immunsystem an.
Selen: Viele Europäer leiden an Selenmangel, weil der europäische Weizen nicht viel enthält. Innereien enthalten Selen, aber wer isst heute schon noch Innereien? Im Durchschnitt nehmen wir nur die Hälfte der empfohlenen Tagesdosis zu uns.
Glutathion: Wirkt stark entgiftend. Ist außerdem ein Antioxidationsmittel, das im Körper von drei Aminosäuren hergestellt wird. Diese kommen einzeln in Obst und Gemüse vor, aber am besten ist es, wenn man sie zusammen aufnimmt. Das ist in Form eines Mittels einfacher.
Kieselerde: Die Speicherfähigkeit des Körpers für diesen Stoff nimmt im Laufe des Lebens ab. Wenn Sie den Geschmack von Schachtelhalmtee nicht mögen, nehmen Sie ein Ergänzungsmittel.

Zu viel des Guten?

All diese Vitamine und Mineralstoffe sowie die Stoffe, die in der Tabelle auf den Seiten 108–109 aufgelistet sind, wirken positiv auf die Haut. Wenn Ihr Körper über genug Vitamin C für die Kollagenproduktion verfügt, über genug Vitamin A für die Herstellung von Keratin und genug Vitamin E für die Bekämpfung der freien Radikale, brauchen Sie keine zusätzlichen Mittel einzunehmen. Im Gegenteil, ein Überschuss kann gelegentlich ganz andere Hautprobleme hervorrufen. Also lassen Sie sich nicht von den Versprechungen der Industrie täuschen!

Nahrungsmittel, die man reduzieren oder meiden sollte

Gesättigte Fettsäuren machen die Blutgefäße unflexibel und weniger Blut fließt in die Kapillaren. Bei Menschen mit fettiger Haut erhöhen diese Fettsäuren das Risiko von verstopften Poren.
Zucker erhöht die Häufigkeit und Schwere von bakteriellen Entzündungen der Haut, weil sich Bakterien von Zucker ernähren.
Gebratene, geräucherte und gegrillte Nahrungsmittel: Diese Garmethoden zerstören Antioxidationsmittel.
Salz entzieht den Zellen Wasser und trocknet damit Gewebe aus, also auch die Haut.
Tee, Kaffee und Alkohol fördern die Ausscheidung von Wasser durch die Nieren und trocknen damit das Hautgewebe aus.
Alkohol behindert die Funktion der Leber, sodass Giftstoffe angesammelt werden, die häufig durch die Haut ausgeschieden werden.

Kosmetik aus der Küche

Gesichtsmasken sollen eine rasche Verbesserung der Haut bringen. Sie werden seit dem Altertum verwendet. Ihre Wirkung erhöht sich bei regelmäßiger Anwendung. Viele käufliche Produkte enthalten lediglich Derivate der Stoffe, die in der Natur vorkommen und schon immer Zutaten für Gesichtsmasken waren.

Die Grundidee ist einfach: Wenn Sie etwas auf Ihr Gesicht geben, das bei Zimmertemperatur austrocknet, wird die Haut gestrafft. Wenn Sie eine säurehaltige Substanz hinzufügen, erhält die Haut auch ein Peeling. Wenn die Substanz reich an natürlichen Ölen ist, wird die Haut genährt und mit Feuchtigkeit versorgt.

Selbst gemachte Gesichtspackungen können den Teint sichtbar verbessern: Sie fördern die Durchblutung, neutralisieren Bakterien, regen die Ausscheidung von Giftstoffen an und erhalten die Feuchtigkeit an der Hautoberfläche. Die Zutaten sind überall erhältlich, nicht teuer und werden kaum allergische Reaktionen auslösen.

Grundzutaten

Lehm ist seit Jahrhunderten ein Inhaltsstoff von Gesichtspackungen. Lehm ist ein unbarmherziges Reinigungsmittel, das Unreinheiten schnell und effektiv aus der Haut entfernen kann. Er absorbiert überflüssiges Fett und verengt die Poren, wodurch die Haut samtig wird. Lehm wirkt entzündungshemmend und verursacht keine allergischen Reaktionen.

Bleicherde ist der in Gesichtspackungen am häufigsten verwendete Lehm und hat – trotz seiner scheußlichen Farbe – sehr gute Reinigungseigenschaften. Kaolin hat eine stark adstringierende Wirkung, festigt also die Haut und regt die Durchblutung und den Lymphfluss an. Grüner Lehm eignet sich besonders gut gegen Faltenbildung. Er stimuliert die Muskeln an der Hautoberfläche, die Durchblutung und den Lymphfluss. Grüner Lehm normalisiert fettige Haut und macht trockene Haut fettiger. Sie können ganz einfach auch Lehm mit Wasser (Blüten- oder Quellwasser) und ein paar Tropfen ätherischem Öl zu einer schnellen Basis-Gesichtspackung vermischen.

Mehl wird zum Binden der Zutaten verwendet. Einige Mehle nähren und reinigen auch die Haut. Mais-, Hafer- oder Weizenmehl sind geeignet.

Kelp (eine Braunalge) wirkt ähnlich wie Lehm und kann die Haut durch Verengung der Poren verbessern. Kelp enthält viele Vitamine und Mineralstoffe. Er riecht allerdings nach Fisch, also sollten Sie ätherisches Öl hinzugeben, damit die Packung angenehm kosmetisch riecht und nicht nach etwas, das Sie aus dem Fluss gezogen haben.

Bierhefe eignet sich besonders für fettige Haut. Sie ist außerdem ein gutes Bindemittel.

Kurkuma wird in Asien traditionell für die Gesichtsmaske vor dem Hochzeitstag angewendet. Das Gesicht erhält einen ganz besonderen Glanz. Kurkuma ist antiseptisch, reinigt den Teint und macht die Haut weicher.

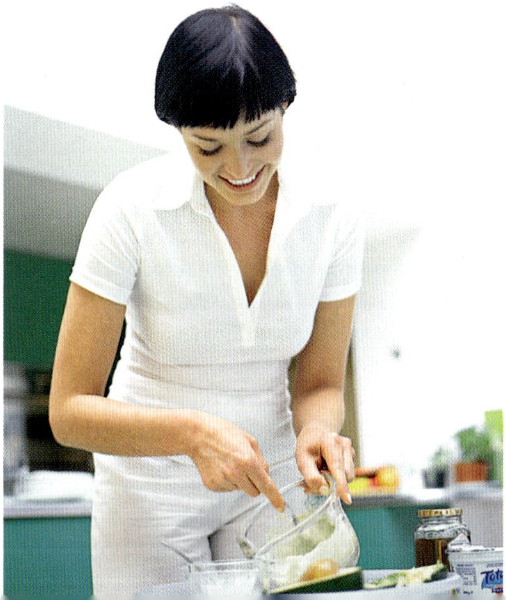

Joghurt mit Lebendkulturen belebt die Haut. Er enthält Milchsäure, die der Haut Fett und Bakterien entzieht und sie gleichzeitig mit Feuchtigkeit versorgt. Er tönt und strafft die Haut. Wenn man Joghurt regelmäßig anwendet, bekommt man weniger Pickel, weil der Säuregehalt der Haut besser ausgeglichen wird.
Honig versorgt die Haut mit Feuchtigkeit und ist in vielen Gesichtspackungen für trockene Haut enthalten. Er wirkt auch leicht antiseptisch.
Blütenpollen sind reich an Aminosäuren, Vitaminen und Mineralstoffen. Sie wirken außerdem wie ein Peeling. Blütenpollen bekommen Sie im Reformhaus.
Ei wirkt gleich zweifach. Das Eiweiß schließt Poren und strafft die Haut; das Eigelb, das eine Menge Fettsäuren enthält, nährt die Haut und versorgt sie mit Feuchtigkeit. Man verwendet Eigelb und Eiweiß normalerweise getrennt.
Aloe Vera wird schon seit Jahrtausenden als Heilpflanze verwendet. Die aus der Pflanze gewonnene Flüssigkeit bzw. das Gel enthalten aktive Enzyme, von denen gesagt wird, dass sie Falten glätten.
Pflanzen- und Nussöl dienen als Emulgatoren, welche die Haut nähren, mit Feuchtigkeit versorgen und glätten.
Blütenwasser: Das beliebteste Wasser für die Hautpflege ist Rosenwasser. Es entsteht bei der Destillation von Rosenöl aus Rosenblüten. Es strafft die Haut und wird zum Reinigen nach einer Gesichtspackung verwendet. Ringelblumenwasser ist ein hervorragender Feuchtigkeitsspender für alternde Haut.

Obst und Gemüse

Pflanzliche Nahrungsmittel besitzen viele Enzyme, welche die Hautzellen anregen sollen. Ob diese Enzyme tief genug in die Haut eindringen, um langfristig einen Unterschied zu machen, ist noch nicht geklärt. Auf jeden Fall fühlt sich die Haut besser an und sieht gesund aus. Obst, wenn auch in verdichteter und künstlicher Form, ist ein Hauptbestandteil der beliebten Glykolsäure-Gesichts-Peelings. Selbst gemachte Gesichtspackungen aus Obst enthalten wesentlich mehr Nährstoffe.

Für trockene und ältere Haut

Avocados enthalten viele einfach ungesättigte Öle, die leicht von der Haut aufgenommen werden, außerdem Vitamin E.
Trauben enthalten Spurenelemente, die das Zellwachstum anregen sollen. Der saure Saft eignet sich fürs Peeling.
Karotten enthalten viel Betakarotin. Sie brauchen aber ein Bindemittel, weil sie sehr wässrig sind.
Papayas enthalten Papain, ein Pflanzenenzym, das abgestorbene Haut auflöst.
Schwarze Johannisbeeren versorgen die Haut mit Feuchtigkeit.

Für normale Haut

Pfirsich wirkt beruhigend und spendet Feuchtigkeit.
Ananas enthält Bromelin, ein Enzym, das die Proteinabfälle im Darm zersetzt. Es soll auch auf der Haut Abfallstoffe auflösen.
Tomate ist stark alkalisch, gleicht daher den Säuregehalt der Haut aus und wirkt dabei als milder Weichmacher.
Banane enthält viel Stärke und Zucker und bildet damit eine gute Grundsubstanz für eine nährende Gesichtspackung.
Apfel enthält Pektin, ein sehr wirkungsvolles Entgiftungsmittel, das außerdem antibakteriell wirkt.

Für fettige Haut

Birne fördert die Ausscheidung von Abfallstoffen durch die Oberhaut.
Zitrone wirkt gleich zweifach: Als adstringierender, antiseptischer Wirkstoff hilft sie bei der Neutralisierung von Bakterien und der Schließung von Poren. Ihr Vitamin C beschleunigt die Heilung von Pickeln und anderen Hautunreinheiten.
Gurke enthält einen Stoff, der adstringierend wirkt und offene Poren schließt.
Aprikose enthält Vitamin B_3, das stark antibakteriell wirkt und adstringierend ist.
Erdbeere enthält Salicylsäure, die in käuflichen Fruchtsäure-Peelings enthalten ist.

Nährmasken fürs Gesicht

Das Wichtigste ist die richtige Konsistenz: Ist die Gesichtspackung zu feucht, müssen Sie sich hinlegen, damit sie nicht vom Gesicht läuft. Ist sie hingegen zu fest, laufen Sie Gefahr, beim Abwaschen der Packung die Haut zu verletzen.

Für eine selbst gemachte Gesichtsmaske brauchen Sie Flüssigkeit, ein Bindemittel und Öl. Die Flüssigkeit ist unter Umständen schon in dem verwendeten Obst oder Gemüse enthalten. Falls nicht, fügen Sie Blütenwasser oder normales Wasser hinzu (bei Obst); bei Gemüse nehmen Sie Quellwasser oder destilliertes Wasser. Wenn Sie Leitungswasser nehmen, sollten Sie es filtern und abkochen, um Unreinheiten und feste Teilchen zu entfernen.

Wenn Sie als Basis Obst oder Gemüse nehmen, brauchen Sie einen Mixer oder Pürierstab. Sie können auch die anderen Zutaten mit dem Mixer unterrühren. Obst und Gemüse müssen vorher gewaschen bzw. geschält werden. Je nach Konsistenz der Mischung brauchen Sie möglicherweise etwas Lehmpulver oder Mehl zum Binden.

Wenn Sie Öl verwenden, fügen Sie es zum Schluss hinzu. Gießen Sie das Öl ganz langsam dazu, damit es emulgieren kann. Fügen Sie noch eine Kapsel Nachtkerzen- oder Borretschöl hinzu. Diese Öle helfen bei der Zerstörung von freien Radikalen und bewahren die Feuchtigkeit in der Haut. Das beliebteste Öl ist Mandelöl, aber Sie können die meisten Öle verwenden. Suchen Sie sich ein für Ihren Hauttyp geeignetes Öl aus (s. S. 42–43).

Die Anwendung der Packung

Als Erstes muss Ihr Gesicht blitzsauber sein; wenn nötig, machen Sie ein Peeling (s. S. 100–101). Sonst werden die Nährstoffe der Packung nicht richtig aufgenommen. Um die Wirkung der Gesichtspackung noch zu verstärken, verbinden Sie diese mit einer Gesichtsmassage. Lesen Sie im zweiten Kapitel nach, wie Sie die Massage am besten machen. Die Packung muss mindestens zehn Minuten auf dem Gesicht bleiben. Nach spätestens 20 Minuten hat jede Packung ihre Wirkung entfaltet. Waschen Sie die Paste mit warmem Wasser ab. Wenn sie hart geworden ist, verwenden Sie einen Waschlappen oder ein weiches Stofftuch.

Wenn Sie möchten, verwenden Sie danach noch ein Gesichtswasser. Ein Blütenwasser, zum Beispiel Rosen- oder Orangenblütenwasser, ist perfekt. Sie können auch noch ein ätherisches Öl dazugeben. Suchen Sie sich ein Öl aus der Tabelle auf den Seiten 42–43 aus, das zu Ihrem Hauttyp passt.

Dabei belassen Sie es. Verwenden Sie auf gar keinen Fall Make-up. Die Haut verbraucht 2 bis 3 % des Sauerstoffs, den sie aus der Luft aufnimmt, und kann die gleiche Menge an Kohlendioxid auf die gleiche Weise ausscheiden. Das geht aber nur, wenn kein Make-up und keine Creme das verhindern. Lassen Sie die Haut nach der Nährstoffaufnahme ruhen.

Hier sind vier Rezeptbeispiele für Gesichtspackungen, die Sie zu Hause anrühren können.

Avocado-Honig-Maske

Die reichen Öle der Avocado, die Befeuchtungsqualität des Honigs und die stimulierende Wirkung der ätherischen Öle machen diese Maske zu einer idealen Packung für trockene und alternde Haut.

¼ von einer reifen Avocado
1 TL flüssiger Honig
2 TL griechischer Joghurt mit Lebendkulturen
2 Tropfen Jasmin- oder Rosenöl

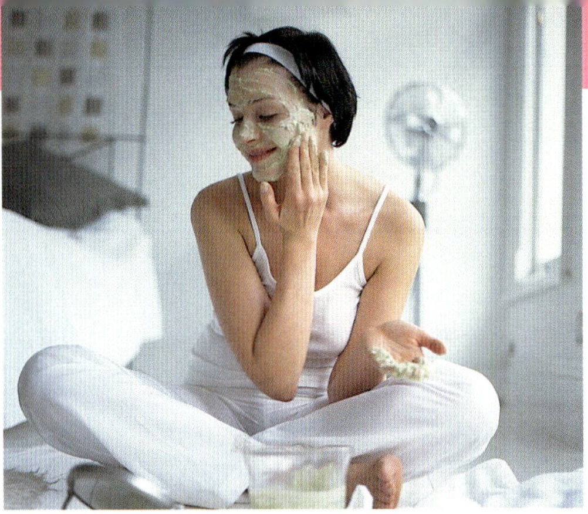

Zerdrücken Sie die Avocado sehr fein mit einer Gabel und rühren Sie dann die restlichen Zutaten unter. Streichen Sie die Paste dick aufs Gesicht und lassen Sie diese mindestens zehn Minuten einwirken. Wischen Sie die Paste mit einem trockenen Tuch ab. Befeuchten Sie das Tuch und waschen Sie den Rest der Maske ab. Nach dieser Maske sollten Sie die Haut mit einem erfrischenden Gesichtswasser, zum Beispiel mit Rosenwasser (s. Rezept rechts unten), aufpeppen.

Gurken-Lehm-Maske

Die adstringierende Eigenschaft der Gurke und des Lehms machen diese Maske zu einem guten Tonikum für normale und fettige Haut.

5 cm-Stück von einer Gurke
4 TL grüner Lehm
2 TL frische Hefe

Geben Sie alle Zutaten in den Mixer und mixen Sie diese so lange, bis Sie eine glatte Paste haben. Falls die Paste zu wässrig ist, fügen Sie ein bis zwei Teelöffel Lehm hinzu.

Kardamom-Ei-Maske

Die essenziellen Fettsäuren im Eigelb und die weichmachenden Eigenschaften des Kardamoms machen diese Maske zu einer idealen Packung für müde und trockene bis normale Haut.

1 Eigelb
2 TL frische Hefe
2 TL Jojobaöl
2 TL Kardamompulver
2 TL Pollenkörner
Rosenwasser zum Mischen

Schlagen Sie das Eigelb schaumig und geben Sie die restlichen Zutaten hinzu. Diese Maske ist leicht aufzutragen, sie ist allerdings sehr klebrig, also seien Sie beim Abwaschen vorsichtig. Diese Maske glättet die Haut.

Ei-Maske

Hier werden Eiweiß (festigend), Kelp und Geranienöl (adstringierend und festigend) zu einer gesichtsstraffenden Paste verarbeitet. Diese Maske macht Sie um Jahre jünger – zumindest für einen Abend.

1 Eiweiß
4 – 6 TL Kelp
1 Tropfen Geranienöl

Schlagen Sie das Eiweiß, bis es weiß und schaumig ist, aber nicht fest. Mischen Sie den Kelp und das Geranienöl sorgfältig unter. Verteilen Sie die Mischung dünn im Gesicht und lassen Sie die Maske völlig austrocknen. Wischen Sie die getrocknete Maske ab und säubern Sie das Gesicht.

Erfrischendes Gesichtswasser

Nach einer Gesichtspackung braucht Ihr Gesicht vielleicht eine kleine Erfrischung. Ein einfaches, aber sehr wirkungsvolles und erfrischendes Gesichtswasser kann man aus Blütenwasser und ätherischen Ölen machen. Das hier beschriebene Rezept eignet sich für trockene bis normale Haut. Für normale bis fettige Haut ersetzen Sie das Rosenwasser durch Orangenblütenwasser und verwenden Bergamotte- oder Zypressenöl.

100 ml Rosenwasser
1 Tropfen Weihrauchöl
1 Tropfen Lavendelöl

Geben Sie die Flüssigkeiten in ein Glas mit Schraubdeckel und schütteln Sie es gut, bis sich alles vermischt hat. Tauchen Sie einen Wattebausch ein und betupfen Sie damit das Gesicht.

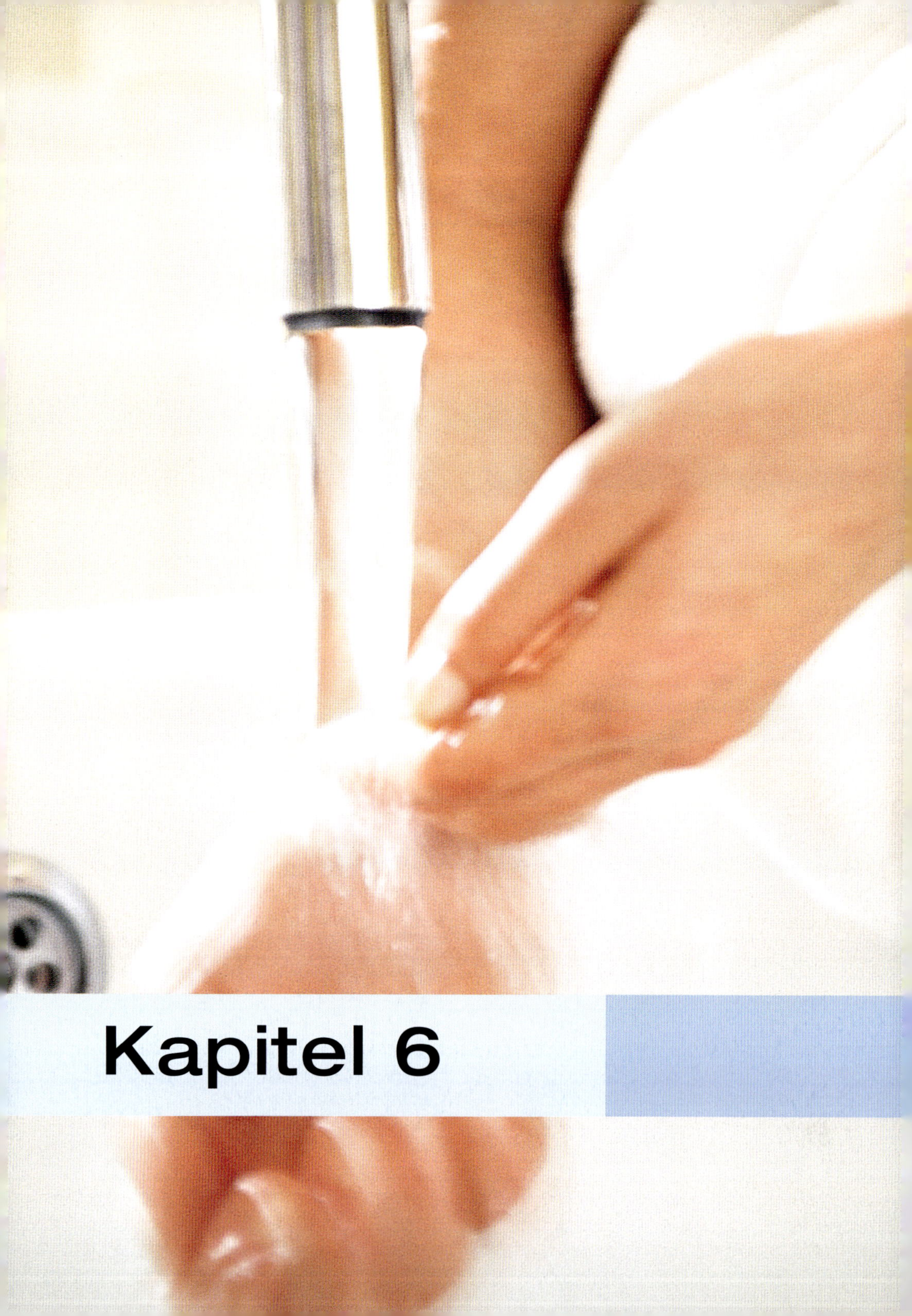

Kapitel 6

Ist Ihre Haut durstig?

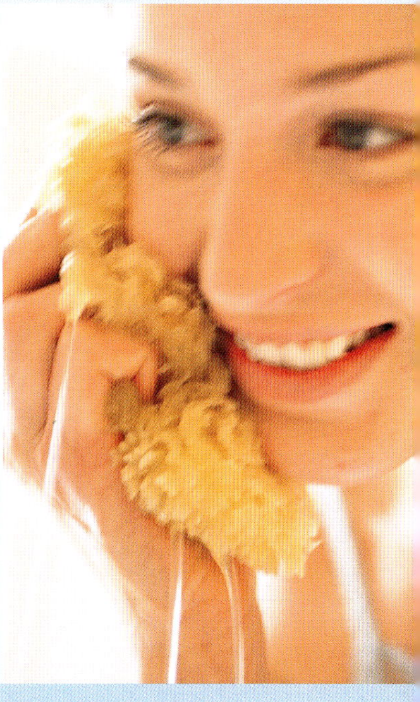

Flüssige Mittel

Über das Gesicht gibt es unendlich viele poetische und lyrische Ergüsse – nur das Herz wird vielleicht noch häufiger in der Literatur erwähnt. Ein hübsches Gesicht wird gerne mit einer Blume oder einer Frucht verglichen: das Aussehen einer englischen Rose, ein Teint wie ein Pfirsich, Apfelbäckchen, die rosige Haut einer Schwangeren. Und um zu blühen, braucht die Gesichtshaut genau das gleiche wie Pflanzen: Wasser.

Dehydration (Entzug von Wasser)

Das Gesicht besteht – wie der Rest des Körpers auch – zu zwei Dritteln aus Wasser. Eine Dehydration einiger Körperteile kann zu einer Reihe von Problemen führen, deren Konsequenzen zunächst nicht sichtbar sind. Dehydrierte Gesichtshaut hingegen zeigt sich sofort in Gestalt von Falten, Augenringen und Tränensäcken.

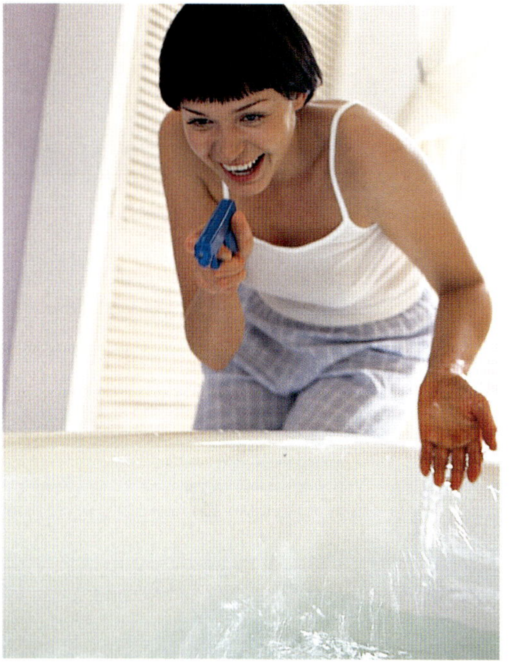

Kosmetikhersteller möchten uns davon überzeugen, dass es mindestens sechs verschiedene Hauttypen gibt (die Liste scheint übrigens immer länger zu werden). Zu den herkömmlichen Produkten für trockene, normale und fettige Haut kommen jetzt Cremes und Wässerchen für empfindliche und reife Haut, für Kombinationshaut und die sogenannte Problemhaut. Auch wenn wir glauben zu wissen, zu welchem Hauttyp wir gehören, entwickeln die meisten von uns im Laufe der Jahre den gleichen Hauttyp: den dehydrierten.

Frauen haben schon immer alle möglichen unangenehmen Behandlungen ausprobiert, um ihre Haut mit Feuchtigkeit zu versorgen. Im England des 16. Jahrhunderts haben sie ihre Gesichter in Regenwasser, Kochwasser von Bohnen und Urin getaucht. Die schönen Frauen des 17. Jahrhunderts opferten kleine Vögel, um sogenanntes „Taubenwasser" herzustellen.

Verlust von Feuchtigkeit

Leider gehört Dehydration auch zum natürlichen Alterungsprozess. Mit dem Alter wird die Haut dünner und dadurch kann mehr Flüssigkeit entweichen. Die Gesichtshaut ist nämlich ohnehin die dünnste Haut am ganzen Körper. Sie verliert außerdem sehr viel Feuchtigkeit, weil sie besonders exponiert ist. Die Haut wird bereits ab 30 dünner und mit Beginn der Wechseljahre geht dieser Prozess noch schneller. Männer haben dickere Haut, die langsamer Feuchtigkeit verliert. Außerdem kommen Männer nicht in die Wechseljahre.

Im Alter schwitzt man auch weniger und produziert weniger Talg. Auch wenn Schweiß und Fett nicht gerade nach einer Formel für Schönheit klingen, sind sie doch wichtige und effektive Hüter der Feuchtigkeit in der Haut. Gesichtsfett, das von Talgdrüsen produziert wird, fettet die Haut natürlich nicht so ein wie Teaköl eine alte Tischplatte. Talg (wie auch Schweiß) verhindert, dass Feuchtigkeit nach außen entweicht, da er die Haut praktisch versiegelt. Aber selbst eine 20-jährige Aerobic-Fanatikerin mit fettiger Haut wird feststellen müssen, dass die Haut im Gesicht schneller austrocknet als die an Fußgelenken, Gesäß und Bauch.

Panikkäufe

Die meisten Frauen reagieren ab etwa 30 auf die Krise und decken sich mit Produkten ein, die Feuchtigkeit spenden. In den letzten paar Jahren ist die Nachfrage nach Feuchtigkeitsspendern um 50 % gestiegen. Ein Grund hierfür ist natürlich die immer älter werdende Bevölkerung. Außerdem werden die Versprechungen der Industrie immer raffinierter und differenzierter, was die Kunden verführt, ständig neue und immer noch mehr Cremes zu kaufen. Das scheint eine ältere Klientel mit ausreichendem Einkommen zu überzeugen: Feuchtigkeitscremes machen mehr als die Hälfte aller verkauften Hautpflegeprodukte aus.

Die Deutschen geben jedes Jahr Millionen für Feuchtigkeitscremes aus, in der Hoffnung, damit ihre durstige Haut wieder aufzufrischen. Trotz ihres Namens spenden diese Cremes aber nicht in erster Linie Feuchtigkeit. Die Oberhaut kann nur relativ wenig Feuchtigkeit absorbieren und diese Fähigkeit lässt im Laufe der Jahre nach. Gleichzeitig erhöht sich der Keratinanteil. Feuchtigkeitscremes sind eher ein Talg- und Schweißersatz und halten die Feuchtigkeit davon ab, zu entweichen.

Es gibt zwei Arten von Feuchtigkeitscremes: Öl-in-Wasser-Emulsionen und Wasser-in-Öl-Emulsionen. Erstere sind ziemlich flüssige Mittel wie Milch und Lotion, letztere sind dickflüssiger, beispielsweise Cremes.

Die flüssigeren Mittel geben uns das Gefühl, dass sie die Haut stärker befeuchten, aber ihre Wirkung ist nur sehr kurzfristig, weil der Großteil des auf die Haut gegebenen Wassers einfach verdunstet. Sie erzielen eine ähnliche Wirkung wie ein paar Spritzer frisches Wasser im Gesicht.

Aber die Haut muss büßen, wenn wir Öl-in-Wasser-Emulsionen verwenden. Wegen des hohen Wassergehalts werden sie mit vielen Konservierungsmitteln versetzt, damit sich Bakterien nicht vermehren können. Das am häufigsten verwendete Konservierungsmittel ist Hydroxybenzoesäureethylester, ein Stoff, der kurzfristig Hautreizungen verursachen kann. Langfristig lagert er sich im Körper ab – mit noch unerforschten Folgen.

Hersteller von Hautpflegeprodukten nutzen den Wachstumsmarkt natürlich aus und produzieren ständig neue, verführerische Präparate, die mit großartig klingenden Versprechungen vermarktet werden. Zu den traditionellen Öl-in-Wasser-Emulsionen gesellen sich jetzt Produkte, die mit Liposomen, Nanosphären und anderen Systemen versetzt worden sind – alle mit dem Versprechen, der Haut die verlorene Feuchtigkeit zurückzugeben.

Die Technologie, die hinter den Mitteln steckt, kann noch so ausgeklügelt sein, sie konzentriert sich immer auf die äußeren Symptome und nicht auf die inneren Ursachen. Tief in der Lederhaut, deren Zellen zu 80 % aus Wasser bestehen, wird jedoch das Wasser gebraucht. Jedes Proteinmolekül der gelartigen Substanz, die das Bindegewebe der Haut stützt, kann ein Tausendfaches ihres Gewichts in Form von Wasser aufnehmen.

Eigentlich ist es ganz einfach: Man erzielt die beste Wirkung für das Erscheinungsbild der Haut, indem man Wasser trinkt, anstatt es sich – mit allerlei fragwürdigen Zusätzen angereichert – ins Gesicht zu cremen.

Nichts geht über Wasser

Im Laufe eines durchschnittlichen Tages ohne besondere Anstrengungen verliert der Körper mindestens 1,5 Liter Wasser. Das Wasser entweicht über Haut, Lungen, Verdauungstrakt und Nieren. Mit dem Wasser werden Giftstoffe ausgeschieden – darunter auch diejenigen, die Augenringe und Pickel verursachen. Doch der Körper muss nicht nur Wasser ausscheiden, sondern gleichzeitig auch Wasser produzieren: Etwa 350 ml Wasser braucht er zum Verbrennen von Glukose.

Es ist individuell verschieden, wie viel Wasser ein Mensch verbraucht und ausscheidet. Es hängt von der Körpergröße und der körperlichen Aktivität ab. Grundsätzlich kann man aber sagen, dass ein Mensch im Durchschnitt mindestens zwei Liter Wasser am Tag benötigt.

Nur wenige Menschen trinken genug. Aber viele finden, dass sie sehr viel trinken. Die meisten von uns nehmen reichlich Flüssigkeit in Form von Kaffee, Tee, Bier, Kakao und mit Süßstoff gesüßten Limonaden zu sich. All diese Getränke wirken jedoch harntreibend: Was Sie getrunken haben, ist eine oder zwei Stunden später bereits in der Kanalisation gelandet. Die kurze Zeit, die diese Getränke in unserem Körper verbringen, reicht nicht aus, um Gehirnzellen mit Wasser zu versorgen; ganz zu schweigen von der Lederhaut, die ohnehin erst spät zum Zuge kommt, wenn es um die Flüssigkeitsverteilung im Körper geht.

Daher sind die meisten Menschen ständig dehydriert, ohne dass es ihnen bewusst wäre. Die Auswirkungen sind normalerweise nicht lebensbedrohlich, haben aber Einfluss auf unser Befinden: Müdigkeit, Kopfweh, Verdauungsstörungen und Gelenkschmerzen sind die häufigsten Symptome von Dehydration – auch wenn wir gerne andere Faktoren für diese Beschwerden verantwortlich machen.

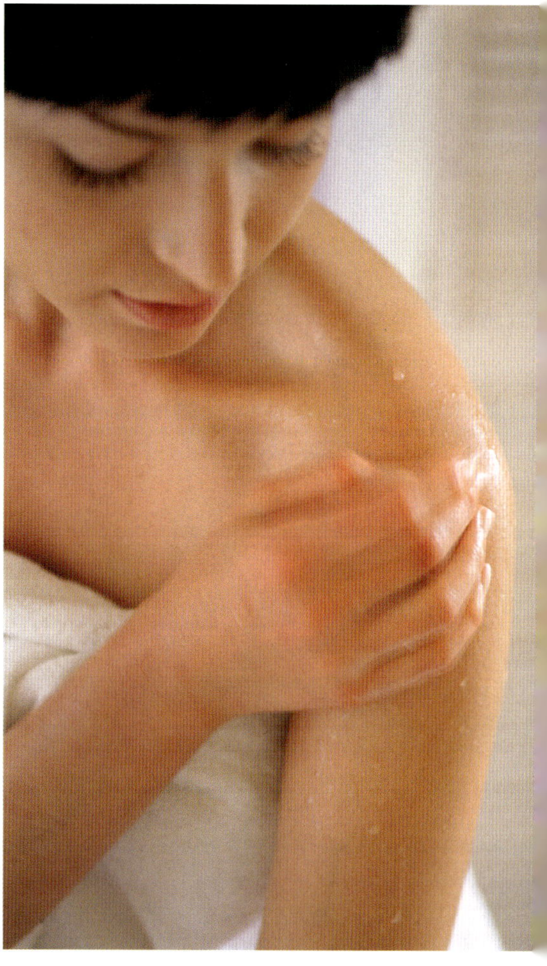

Durst

Warum aber sind wir nicht ständig durstig, wenn der Körper nicht genügend Flüssigkeit bekommt? Ganz einfach: Wenn man dem Körper Wasser vorenthält, stumpft der Durstmechanismus ab. Die Signale, die ans Hirn geschickt werden mit der Botschaft, dass wir etwas trinken sollen, werden unterbrochen. Dies ist vermutlich ein Überlebensmechanismus, der uns hilft, in einer Notsituation kurzfristig mit Wassermangel fertig zu werden. Aber das Gehirn gewöhnt sich auch langfristig an einen Wassermangel und akzeptiert ihn.

Kinder sind da anders. Ihr Gewebe enthält prozentual mehr Wasser und sie scheiden auch mehr aus. Die meisten Kinder haben einen gut entwickelten Durstmechanismus, deswegen trinken sie so viel. Dieser Mechanismus wird mit dem Erwachsenwerden ohnehin schwächer. Was aber das Durstempfinden am meisten abstumpft, ist die Tatsache, dass wir immer zu wenig trinken.

Durst erkennen

Sobald Sie regelmäßig mehr trinken, wird der ursprüngliche Durstmechanismus wieder zum Leben erweckt und Sie werden wieder öfter durstig sein. Innerhalb kürzester Zeit verlangt Ihr Körper wieder nach der Wassermenge, die er wirklich braucht.

Wenn der Körper Wasser braucht, schickt er über verschiedene Systeme Signale, die sich dann in kaum merklichen Symptomen äußern: Das kann ein Kitzeln in der Nase sein oder ein Müdigkeitsanfall. Hier gibt es individuelle Unterschiede und Sie werden Ihre eigenen Symptome erkennen lernen, wenn Sie Ihrem Instinkt nachgeben. Wenn Sie erst einmal angefangen haben, Durst zu erkennen und darauf zu reagieren, ist es gar nicht schwer, da die Vorteile – zum Beispiel mehr Energie – so greifbar sind. Und machen Sie sich keine Gedanken darüber, ob Sie vielleicht alle fünf Minuten zur Toilette rennen müssen, weil sich die Kapazität der Blase vergrößert, wenn Sie regelmäßig mehr trinken.

Weitere Vorteile

Das Gesicht profitiert, wenn Sie mehr Wasser trinken: Die Hautzellen werden besser mit Feuchtigkeit versorgt und dadurch fülliger. Es gibt aber noch weitere positive Nebeneffekte, wie zum Beispiel Gewichtsverlust.

Gewichtsverlust ist eine unverhoffte, aber oft willkommene Nebenwirkung, wenn Sie regelmäßig mehr trinken. Wenn der Energiepegel im Körper niedrig ist, registriert das zentrale System im Gehirn Hunger- und Durstgefühle gleichzeitig. Da wir von Kindesbeinen an Süßes mit Energie verbinden, holen wir uns im besten Fall eine Banane, im schlechtesten einen Keks. Wenn Sie einen Energieschub brauchen und Wasser trinken, anstatt Süßes zu naschen, wird Ihr Körper den feinen Unterschied zwischen Hunger- und Durstgefühl lernen.

Wie durstig ist Ihr Körper?

Sie können mit einer einfachen Rechnung herausfinden, wie viel Wasser Ihr Körper an einem normalen Tag benötigt: Teilen Sie Ihr Körpergewicht durch acht und runden Sie das Ergebnis auf. Ein Beispiel: Eine Person wiegt 60 kg. 60 geteilt durch 8 ergibt 7,5, aufgerundet 8. So viele Gläser Wasser sollten Sie am Tag trinken. Wenn man von einem Fassungsvermögen von 250 ml für ein Glas ausgeht, sind das etwa 2 l.

Wichtig: Das ist das Minimum für einen kühlen Tag, an dem Sie ganz alltäglichen Dingen nachgehen. Wenn die Sonne scheint und Sie im Garten arbeiten oder joggen, müssen Sie 50 % dazurechnen.

Denken Sie daran, dass Sie Wasser nicht nur durch Trinken aufnehmen: Viele Obst- und Gemüsesorten bestehen zu 90 % aus Wasser. Vier Früchte und vier Portionen Gemüse (etwas über 1 kg) können Sie mit 1 l Wasser versorgen.

Wasser wirkt Wunder

Wenn Sie Ihren Wasserkonsum erhöhen, verbessert das die Haut auf vielerlei Weise:

- Bei Menschen mit normaler bis trockener Haut werden die Talgdrüsen angeregt, mehr Talg zu produzieren. Das speichert mehr Feuchtigkeit. Keine Angst, fettige Haut wird dadurch nicht fettiger.
- Die Nieren werden besser gereinigt, sodass weniger Giftstoffe an die Hautoberfläche gelangen.
- Die Muskeln werden kräftiger und flexibler. Muskeln sollten zu drei Vierteln aus Wasser bestehen. Wenn sie nur 3 % Wasser verlieren, verlieren sie 10 % ihrer Muskelkraft.
- Mehr Feuchtigkeit macht das Bindegewebe dehnbarer. Dadurch wird die gelatineartige Substanz, in die es eingebettet ist, flexibler. Als Folge davon werden die Gesichtszüge weicher.

Abgefülltes Wasser oder Leitungswasser?

Bedenken über die Qualität von Leitungswasser haben zu einem wahren Boom von abgefülltem Mineralwasser geführt.

Es gibt gute Gründe, Mineralwasser in Flaschen zu kaufen. Hunderte von chemischen Verunreinigungen wurden im Leitungswasser entdeckt, die häufigsten sind Nitrate, Blei, Aluminium und Pestizide. Die Qualität des Leitungswassers ist aber sehr unterschiedlich, in manchen Gemeinden ist sie hervorragend. Und abgefülltes Mineralwasser ist auch nicht immer so pur, wie die Hersteller behaupten. Es gibt vier Arten von Mineralwasser:

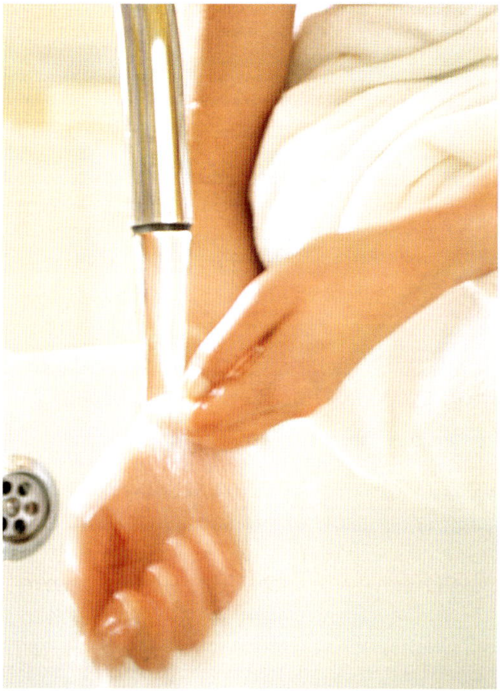

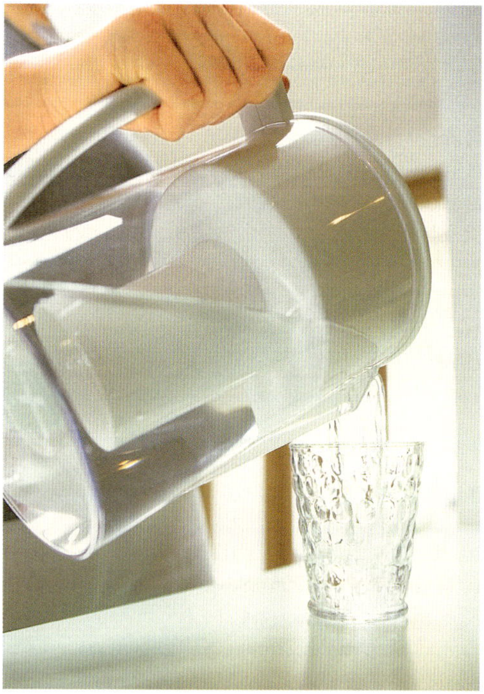

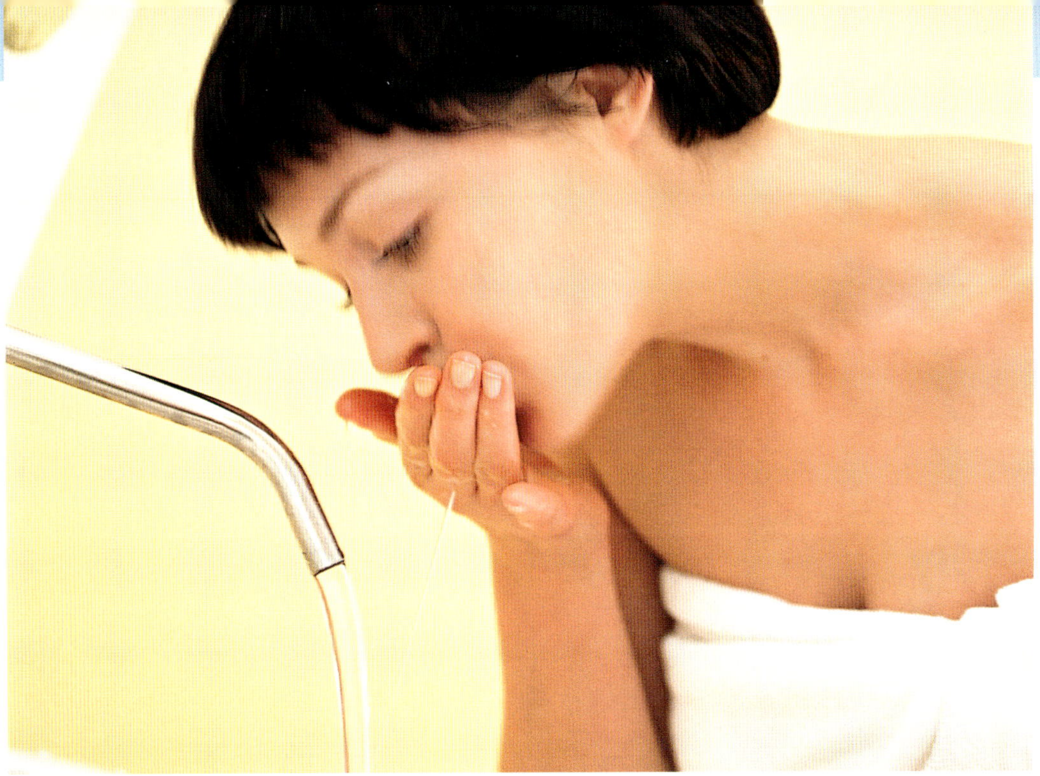

Natürliches Mineralwasser: An einer unterirdischen Quelle eines Wasservorkommens abgefüllt, das vor Verunreinigungen geschützt ist. Es muss amtlich anerkannt sein.
Quellwasser: Stammt aus unterirdischen Quellen, darf aber Verunreinigungen haben. Benötigt keine amtliche Anerkennung.
Tafelwasser: Mischung aus Wasser verschiedener Herkunft. Es gibt keine Anforderung an Mineralstoffgehalt oder Behandlungsmethoden.
Heilwasser: Als Arzneimittel zugelassenes Wasser, dessen heilende, lindernde oder vorbeugende Wirkung bewiesen ist.

Glauben Sie aber nicht, dass Mineralwasser eine flüssige Nahrungsmittelergänzung ist. Quell- und Leitungswasser werden oft künstlich mit Kohlensäure versetzt. Ein Prozess, der dazu führen kann, dass sich Kohlenstoffmoleküle an Mineralien im Körper binden und diesen ihren Nährwert rauben. Selbst der Mineralgehalt von echtem Mineralwasser ist gering und nicht immer gesund. Wasser, das einen hohen Natriumgehalt hat, hat auch einen leicht dehydrierenden Effekt. Wenn Sie abgefülltes Wasser kaufen, kaufen Sie es in Glasflaschen oder gehärteten Plastikflaschen. Die weichen Plastikflaschen der Discounter enthalten Chemikalien, die ins Wasser gelangen können.

Immer mehr Leute filtern Wasser. Die meisten Wasserfilter enthalten Patronen mit Aktivkohle und Ionenaustauschermaterialien. Sie entfernen Metalle und Chlor und enthärten das Wasser. Der Filtervorgang entfernt allerdings auch natürlich vorkommende Mineralstoffe wie Kalzium.

Und Vorsicht: Die Filter entfernen das Chlor, das dem Leitungswasser zum Abtöten von Bakterien zugesetzt wurde. Lassen Sie das Wasser nie länger als einen Tag im Behälter stehen oder stellen Sie ihn in den Kühlschrank. Tauschen Sie die Filterpatrone regelmäßig aus, sonst gelangen die im Filter aufgefangenen schädlichen Rückstände wieder ins Wasser.

Feuchtigkeitsräuber

Wasser muss nicht nur in den Körper gelangen, es muss auch dort gespeichert werden. Eine gewisse Menge Wasser muss den Körper natürlich verlassen, um Giftstoffe und Unreinheiten abzutransportieren. Bei unserem heutigen Lebensstil geht aber zu viel Wasser verloren: Zentralheizung, Klimaanlage, Sonnenbaden, Rauchen, Trinken, Diäten und Flugreisen sind mitverantwortlich für Hautprobleme.

Sonnenbaden

Eigentlich sollten Sie froh sein, wenn Sie in einem Land leben, wo es oft grau und kühl ist. Aber vermutlich sehnen Sie sich nach Sonnenschein wie die meisten Menschen. Leider kommen Sonnenbäder Ihre Haut teuer zu stehen. Wärme erhöht die Verdunstungsrate der Lederhaut drastisch. Aber das ist noch nicht alles. Sonnenlicht verursacht die Produktion von freien Radikalen in der Haut. Diese oxidieren Lipide auf der Oberhaut und bringen deren Molekülstruktur durcheinander. Nehmen Sie sich einen Apfel, schälen Sie ihn und legen Sie ihn hin. Nach einiger Zeit wird er braun. Das Fruchtfleisch verliert an Substanz und Frische. Das sind die Folgen von Oxidation – und genau das Gleiche geschieht mit sonnengebräunter Haut.

Die Sonne ist für 80 % der altersbedingten Veränderungen der Haut verantwortlich. Wenn Sie normale bis trockene Haut haben, sollten Sie im Schatten bleiben. Wenn Sie die Sonne nicht meiden können, brauchen Sie Vitamine. Cremes, welche die antioxidierend wirkenden Vitamine A, C und E enthalten, schalten die freien Radikale aus.

Chemischer Sonnenschutz

Sonnenmilch, Sonnencreme und Sun-Blocker schützen die Haut vor UV-Strahlen. Je stärker ihr Schutz, desto mehr synthetische Chemikalien enthalten sie. Viele Sonnenschutzmittel enthalten p-Aminobenzoesäure (verursacht allergische Ekzeme), Stearylalkohol (entzieht der Haut Feuchtigkeit), Mineralöl (hindert die Haut am Atmen), Propylenglykol (mehrere Gegenanzeigen) oder Alkohol (entzieht der Haut Feuchtigkeit). Die häufigsten Nebenwirkungen von Sonnenschutzmitteln sind Hautverbrennungen und Blasen.

Natürlicher Sonnenschutz

Wenn Sie selten in der Sonne sind und keine trockene oder sehr helle Haut haben, genügt möglicherweise ein natürliches Pflanzenöl. Jojobaöl, das einen Schutzfaktor zwischen fünf und zehn hat, eignet sich gut. Bienenwachs schützt ebenfalls, ist aber sehr zähflüssig und klebrig. Sheabutter, die zu 50 % aus Fett besteht, versiegelt die Haut und wirkt als Antioxidationsmittel. Avocado-, Hagebutten-, Weizenkleie- und Sesamöl besitzen einen hohen Anteil an Antioxidationsmitteln. Sie können diese Öle kombinieren und Vitamin E als Konservierungsstoff hinzufügen.

Selbst gemachte Sonnenlotion

3 EL Weizenkleieöl, 2 EL Sesamöl oder Sheabutter, 3 EL Avocadoöl, 3 EL Jojobaöl, 3 Kapseln Vitamin-E-Öl

Geben Sie alle Zutaten in ein Glas mit Schraubdeckel und schütteln Sie es gut durch. Bewahren Sie die Lotion im Kühlschrank auf, da Wärme und Licht die antioxidierenden Eigenschaften zerstören. Wenden Sie die Lotion regelmäßig an, wenn Sie in der Sonne sind. Sie hat einen Schutzfaktor von vier bis fünf.

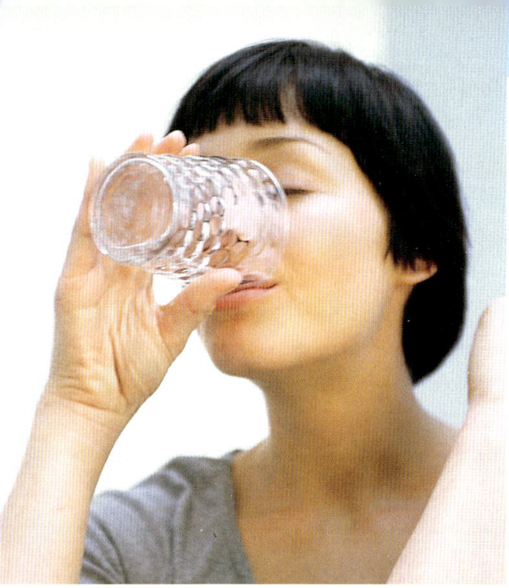

Rauchen

Der zweitgrößte Faltenverursacher ist das Rauchen. Rauchen dünnt die Haut um etwa 40 % aus, daher kann Wasser leichter entweichen. Weiterer Schaden wird von Chemikalien verursacht, welche die Faserstoffe im Kollagen und Elastin zerstören. Das beschleunigt den normalen Alterungsprozess. Zigarettenrauch enthält Benzo[a]pyren, das Vitamin C zerstört und freie Radikale enthält. Rauchen verengt die Kapillaren, welche die Haut mit Sauerstoff versorgen. Außerdem dehnen die Bewegungen, die man beim Rauchen macht (geschürzte Lippen und zusammengekniffene Augen) besonders empfindliche Hautpartien.

Rauchen kann die Haut um fünfzehn Jahre älter machen. Raucher haben eine fünfmal so hohe Wahrscheinlichkeit, extreme Falten zu bekommen, als Nichtraucher gleichen Alters.

Zentralheizung und Klimaanlage

Dehydration ist der Preis, den wir für Zentralheizung und Klimaanlagen daheim und am Arbeitsplatz bezahlen. Stellen Sie die Heizung nicht zu hoch und verwenden Sie einen Luftbefeuchter. Sie können auch ein Gefäß mit siedendem Wasser aufstellen bzw. eine Schüssel mit Wasser auf den Heizkörper stellen. Die Luftfeuchtigkeit kann damit auf 80 bis 85 % erhöht werden. Das ist optimal für die Haut.

Alkohol

Vielleicht kennen Sie das scheußliche Gefühl in Hals und Kopf, wenn Sie am Vorabend Alkohol getrunken haben. Alkohol trocknet die Haut genauso stark aus wie das übrige Gewebe. Diese Austrocknung verursacht Durst und Kopfweh. Da Alkohol harntreibend wirkt, verliert der Körper viel Flüssigkeit. Außerdem kleben die roten Blutzellen zusammen und verstopfen die Kapillaren, sodass diese platzen können und zu erweiterten Äderchen im Gesicht führen. Alkohol lässt die Haut schneller altern, weil er dem Körper Sauerstoff und Vitamin C entzieht.

Diäten

Schätzungen zufolge haben über 85 % der erwachsenen Bevölkerung unter 50 schon eine Diät ausprobiert. Die meisten sind erfolglos und schaden der Haut. Der größte Fehler vieler Diäten ist der Verzicht auf Fett. Die Haut braucht essenzielle Fettsäuren (s. S. 110), um feucht und geschmeidig zu bleiben. Radikalkuren schwächen außerdem die Muskeln – das Letzte, was Sie brauchen können, wenn Sie Sport treiben, um die Durchblutung anzuregen und Muskeln aufzubauen. Der Jo-Jo-Effekt der meisten Diäten führt mit der Zeit zu trockener und schneller alternder Haut.

Wenn Sie also abnehmen und dabei die Haut schützen wollen, gehen Sie es langsam an und sorgen Sie dafür, dass Ihr Speiseplan viele Nüsse, Körner, Samen und fettreichen Fisch enthält.

Fliegen

Die Luft in der Flugzeugkabine ist extrem trocken. Manchmal herrschen nur 2 % Luftfeuchtigkeit und selbst ein Kurzflug kann die Haut merklich austrocknen. Sie sollten vor, während und nach dem Flug viel Wasser und auf gar keinen Fall Alkohol trinken. Nehmen Sie auf einen langen Flug ein Feuchtigkeitsspray mit und besprühen Sie das Gesicht einmal in der Stunde (s. S. 126).

Feuchtigkeit von außen

Wie oft haben Sie schon jemanden sagen hören: „Meine Oma/Großtante/Mutter hat nie etwas anderes als Wasser und Seife an ihr Gesicht gelassen, und sie hat für ihr Alter so tolle Haut“. Es ist anzunehmen, dass das Wasser und nicht die Seife dafür verantwortlich ist, dass die Haut über die Jahre so jung geblieben ist.

Auch die Haut muss von innen und von außen mit Wasser versorgt werden. Nur sehr wenig Flüssigkeit kann über die Oberhaut absorbiert werden. Deren Zellen bestehen zu höchstens 20 % aus Wasser. Es macht einen großen Unterschied, wenn die Oberhaut ihre volle Aufnahmekapazität beibehält. Die beste, sicherste und billigste Methode, das zu erreichen, ist die regelmäßige Anwendung von Wasser. Wenn Sie das Gesicht mit Wasser bespritzen, wird die Haut mit Feuchtigkeit versorgt und die Durchblutung angeregt. Sie können die Wirkung verstärken, wenn Sie kaltes Wasser oder kaltes und warmes Wasser abwechselnd nehmen. Nachdem Sie das Gesicht mit Wasser bespritzt haben, tupfen Sie es nur leicht trocken und benutzen dann eine Wasser-in-Öl-Emulsion, damit die Verdunstung gering gehalten wird.

Achten Sie aber auf die Qualität des Wassers. Hartes Wasser enthält Kalk und andere kalkhaltige Ablagerungen. Diese lösen einige Lipide auf der Hautoberfläche auf und beeinträchtigen den Säuremantel, der die Haut vor Invasionen von Bakterien schützt. Die Haut sollte einen pH-Wert von fünf bis sechs haben, aber die Rückstände im harten Wasser können den alkalischen Pegel anheben. Dann wird die Haut gespannt und weniger geschmeidig. Wenn Sie hartes Wasser haben, verwenden Sie einen Weichmacher. Wenn Sie keinen bekommen, verwenden Sie destilliertes oder abgefülltes Wasser. Das ist zwar teurer, hat aber die gleiche Wirkung.

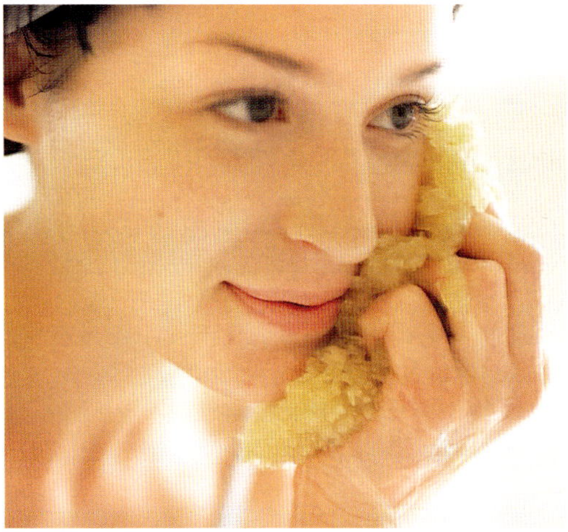

Unterwegs

Sie brauchen ein tragbares Bewässerungssystem für das Gesicht. Das billigste gibt es in der Gärtnerei: Eine kleine Sprühflasche, die normalerweise für Pflanzen verwendet wird, funktioniert genauso gut wie die teuren Dosen mit Feuchtigkeitsspray, die Sie im Drogeriemarkt kaufen können.

Füllen Sie die Sprühflasche mit destilliertem oder abgefülltem Wasser und geben Sie drei Tropfen eines ätherischen Öls hinzu. Jasmin-, Rosen- oder Lavendelöl eignen sich gut.

Besprühen Sie das Gesicht, sobald sich die Haut gespannt anfühlt. Besprühen Sie das Gesicht auch, bevor Sie eine Feuchtigkeitscreme verwenden. Wie Sie jetzt wissen, bewahrt die Creme die Feuchtigkeit im Gesicht (und fügt keine Feuchtigkeit hinzu).

Zum Thema Seife

Regelmäßiges Besprühen entfernt ein paar Bakterien und Schmutz von der Oberfläche, aber für eine gründliche Reinigung benötigen Sie – wie Ihre Großmutter auch – Seife. Glücklicherweise ist Seife nicht mehr das, was sie mal war: Herkömmliche Haushaltsseife mit einem pH-Wert von acht und nur 2 % Fett trocknet die Haut viel zu sehr aus. Es gibt aber inzwischen richtig fette Seifen (oft steht „für empfindliche Haut" auf der Packung), die Substanzen wie Kakaobutter und Olivenöl enthalten. Diese können den Fettpegel um 15 % erhöhen.

Anstelle von Seife können Sie auch Reinigungswasser verwenden. Es gibt eine große Auswahl in jedem Drogeriemarkt. Die flüssigen Reinigungsmittel haben ein Säure-Basen-Gleichgewicht, das dem der Haut viel ähnlicher ist als das vieler Seifen. Sie enthalten außerdem feuchtigkeitsspendende Stoffe, welche die Wirkung der dehydrierenden Stoffe ausgleichen.

Feuchtigkeit bewahren

Salben aus Wachs und Öl halten die Feuchtigkeit in der Haut. Sie eignen sich gut für trockene bis normale Haut. Eine solche Salbe können Sie sogar ganz leicht selbst herstellen – garantiert ohne Konservierungsmittel.

Schutzschild für das Gesicht

20 g Bienenwachs, 80 ml Mandel- oder Macadamiaöl, 2 Tropfen Rosenöl

Sie können fast alle Pflanzen- und ätherischen Öle hierfür verwenden. Macadamia ist ein besonders reichhaltiges und schützendes Öl und Rosenöl ist gut für die empfindlichen Kapillaren. Das Wichtigste ist, das Verhältnis von festen und flüssigen Fetten und die Schmelztechnik richtig hinzubekommen.

Erhitzen Sie das Bienenwachs und Pflanzen- oder Nussöl über einem Wasserbad. Wenn das Wachs gänzlich geschmolzen ist, nehmen Sie es von der Hitzequelle weg and schlagen die Salbe, bis sie anfängt, dicker zu werden und auf 40 bis 45° C abgekühlt ist (Sie können die Temperatur mit einem Küchenthermometer prüfen). Geben Sie das ätherische Öl hinzu und schlagen Sie die Mischung gründlich durch.

Geben Sie die Salbe in ein gut verschließbares Gefäß und verwahren Sie es im Kühlschrank. Für fettige Haut ist die Salbe vielleicht zu klebrig. Dann können Sie auch 15 g Bienenwachs und 85 ml Öl verwenden, um das Mischverhältnis zu ändern. Verwenden Sie außerdem eines der trockeneren Öle wie zum Beispiel Distelöl.

Lippenbalsam

20 g weißes Bienenwachs, 25 ml Olivenöl, 5 ml Jojobaöl, 1 Kapsel Vitamin E-Öl, 3 Tropfen Ringelblumenöl

Schmelzen und mischen Sie Bienenwachs und Olivenöl über einem Wasserbad. Nehmen Sie es von der Hitzequelle weg und fügen Sie die restlichen Zutaten hinzu. Lassen Sie die Mischung in einem kleinen Gefäß abkühlen. Für trockene und aufgesprungene Lippen eignen sich auch Lavendel- und Geranienöl.

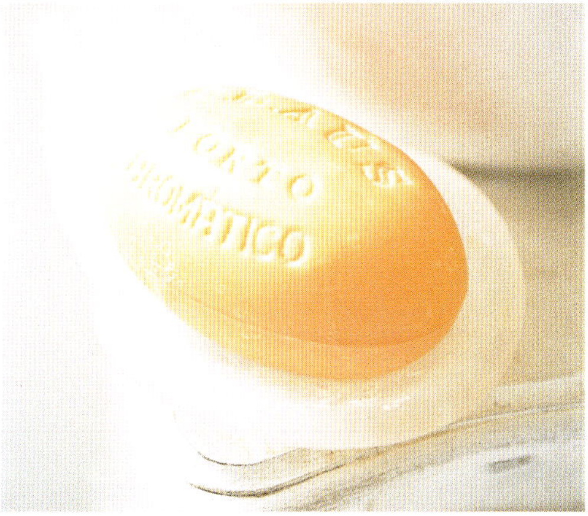

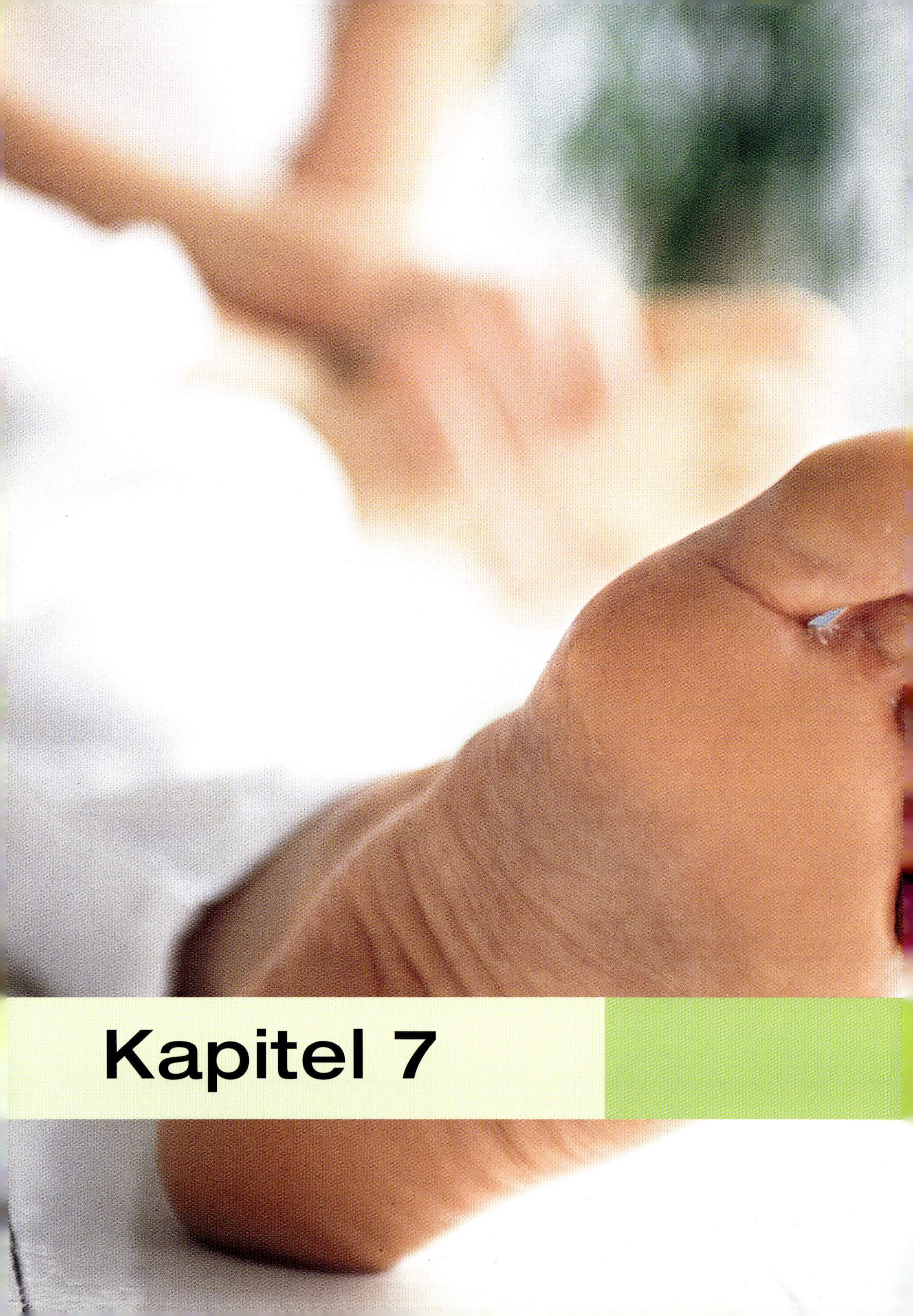

Kapitel 7

Tun Sie sich etwas Gutes

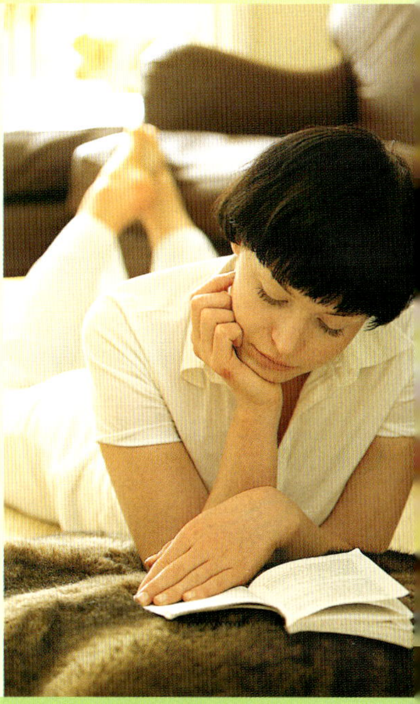

Lassen Sie sich fallen

Versuchen Sie erst gar nicht, Ihre Probleme zu verbergen. Im Gesicht, das man nie verstecken kann, manifestiert sich der Stress zuerst.

Ob es sich nun um ein Kind handelt, das sich gerade mit Algebra plagt, oder einen Erwachsenen, der im Stau steht – die emotionale und physische Anspannung zeigt sich sofort in Falten irgendwo zwischen Haaransatz und Hals.

Alle Menschen reagieren mit ihrer Mimik ähnlich, aber die Folgen sind bei Erwachsenen leider anders als bei Kindern. Bei jungen Menschen wird die Haut sehr schnell wieder glatt, während sich bei älteren Menschen der Stress in der Haut manifestiert. Die Haut ist nicht mehr so elastisch, die Durchblutung ist schwächer und das Lymphsystem arbeitet auch nicht mehr so effizient. Daher regenerieren sich die Zellen langsamer und unsere Haut sieht nicht mehr so frisch und faltenfrei aus.

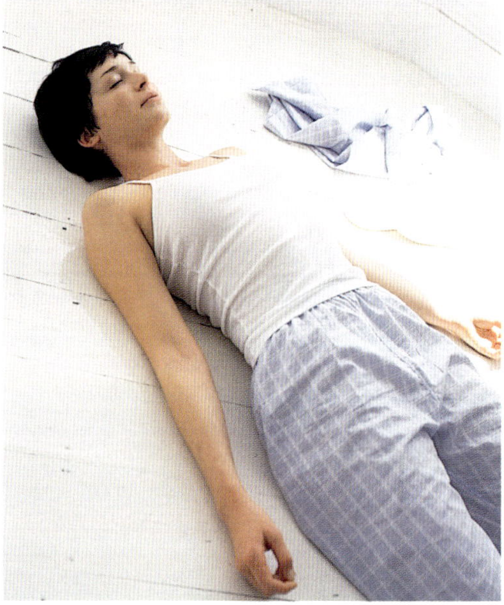

Weitere langfristige Folgen von Stress kommen noch hinzu: erhöhter Blutdruck und Cholesterinspiegel, schlechterer Stoffwechsel, ein schwächeres Immunsystem, Blutzuckerschwankungen und Depression. Stress lässt uns schneller altern.

Lernen zu entspannen

Die Konsequenzen von Dauerstress sind sehr komplex. Stress zu reduzieren ist verhältnismäßig einfach: durch Entspannung. Aber wie? Es klingt so einfach, aber die meisten von uns können nicht wirklich entspannen. Wir sitzen mit schlechter Haltung im Sessel, was dem Rücken nicht gut tut. Wir schalten den Fernseher ein, was die Augen anstrengt. Wir trinken Kaffee, der den Blutdruck in die Höhe schießen lässt.

Sich anzustrengen, um das Entspannen zu lernen, wirkt wie ein Widerspruch. Wir brauchen Methoden, die uns helfen, die Anspannung bewusst zu lösen, sobald sie auftritt. Viele altbewährte Techniken wie Yoga und Meditation kann man zu Hause lernen und praktizieren. Sie brauchen meist nur ein paar einfache Hilfsmittel: ein Kissen, Räucherstäbchen und Meditationsmusik – und einen ruhigen Ort. Andere Entspannungstechniken muss man unter Anleitung von ausgebildeten Therapeuten erlernen.

Manche Therapien, wie das Fingerspitzen-Facelifting, werden direkt im Gesicht ausgeführt. Andere, wie die Reflexzonenmassage, wirken indirekt auf das Gesicht. Wieder andere Therapien zielen auf die Entspannung des ganzen Körpers, was sich auch auf das Gesicht auswirkt. Dabei wird das gesamte zentrale Nervensystem ruhiggestellt. All diese Behandlungsmethoden sind nicht billig, aber innere Ruhe und ein strahlender Teint sollten uns einiges wert sein.

Also helfen Sie sich selbst oder begeben Sie sich in die ruhigen Hände eines erfahrenen Therapeuten. Egal für was Sie sich entscheiden, lernen Sie, sich zu entspannen, sich zu beleben und zu verjüngen.

Gehen Sie gegen Stress an

Stress gehört für die meisten Menschen zum Alltag und wir müssen uns damit abfinden. Wenn wir uns nicht mit den Ursachen beschäftigen, werden wir die Folgen später zu spüren bekommen. Wir müssen lernen, Stress zu managen.

Bevor Sie sich irgendwelchen komplizierten Techniken widmen, versuchen Sie erst einmal den Stress in Ihrem Leben mit ein paar einfachen Maßnahmen zu reduzieren. Ihre Großmutter hätte Ihnen diese Tipps geben können, wenn Sie sich nur mal die Zeit genommen hätten, ihr zuzuhören.

Machen Sie sich als Erstes eine Liste mit allen Stressfaktoren und entscheiden Sie, wie Sie diese Probleme lösen können. Ungelöste Dilemmas, die noch von Energiemangel begleitet werden, sind die Hauptursache von Stress in unserem Leben. Es gibt immer eine Lösung, aber vielleicht brauchen Sie die Hilfe einer guten Freundin oder eines Therapeuten, um diese zu finden.

Zeitmangel ist ein häufiger Grund für Stress. Arbeit, Kinder, Haushalt, Beziehung – wie sollen wir das alles unter einen Hut bringen? Wann soll man einkaufen gehen, wenn man die unbezahlten Rechnungen mit dem Partner besprechen muss? Wann nehmen wir uns Zeit für Sex, wenn wir bis Mitternacht vor der Glotze sitzen?

Um den Stress zu mindern, den diese Interessenskonflikte auslösen, prägen Sie sich folgende Schlagworte ein: priorisieren, delegieren, eliminieren. Finden Sie heraus, was Ihnen wirklich wichtig ist und was Sie machen müssen bzw. machen wollen. Wie viele Aufgaben auf Ihrer Liste können Sie an andere weitergeben? Streichen Sie die unwichtigen Dinge durch. Bügeln Sie die Bettwäsche nicht mehr, essen Sie zweimal die Woche kalt, lassen Sie den anstrengenden Verwandtenbesuch einmal ausfallen. Hoffentlich finden Sie jetzt Zeit und Raum für eine tiefe Entspannung.

Entspannen und Beleben

Sich im Wachzustand völlig zu entspannen, ist ein ganz bewusster Vorgang. Wenn Sie es erst einmal geschafft haben, können Sie wahrscheinlich gar nicht genug bekommen. Die neu gewonnene Energie, die Sie nach der Entspannung haben, wird Sie glücklich machen. Schon bald werden Sie nicht mehr auf dieses Gefühl verzichten wollen.

Einige der wirkungsvollsten Entspannungsmethoden gibt es schon seit Tausenden von Jahren. Yoga, Meditation und Visualisierung sind drei dieser altbewährten Methoden, die man entweder einzeln praktizieren kann oder die Sie auch zu einem Entspannungsprogramm kombinieren können. Sie sollten alle drei Methoden erst einmal in einem Kurs lernen, da Sie dort wichtige Elemente dieser Übungen lernen können wie z. B. Atmungstechniken, Rhythmus und Körperhaltung. Wenn es Ihnen an Zeit oder Geld mangelt, besorgen Sie sich ein Buch mit CD-Rom. Die Meditation kann man noch am ehesten allein zu Hause ohne Anweisung ausführen.

Tiefe Entspannung

Legen Sie sich auf den Rücken und legen Sie ein Kissen unter den Kopf. Strecken Sie die Arme seitlich aus, die Handflächen sollen dabei nach oben gerichtet sein. Entspannen Sie den Körper nach und nach. Fangen Sie mit den Füßen an, spannen Sie die Zehen an und entspannen Sie diese wieder. Malen Sie mit den Fußgelenken Kreise in die Luft und entspannen Sie die Gelenke. Spannen Sie die Wadenmuskeln an und entspannen Sie diese wieder. Machen Sie das Gleiche mit den Oberschenkelmuskeln. Drücken Sie das Rückgrat fest in die Unterlage und spüren Sie, wie sich die Unterleibsmuskeln entspannen. Machen Sie mit den Händen das Gleiche wie mit den Füßen. Entspannen Sie erst die Arme und dann die Schultern. Strecken Sie den Nacken lang und entspannen Sie sich.

Konzentrieren Sie sich jetzt auf das Gesicht. Die Stirn sollte ganz glatt sein, die Augen geschlossen, Mund und Kiefer entspannt. Der Atem sollte tief aus dem Zwerchfell kommen. Atmen Sie langsam und tief ein. Halten Sie den Atem. Atmen Sie langsam wieder aus. Wiederholen Sie das und konzentrieren Sie sich dabei nur auf die Atmung, bis sich der Körper weich anfühlt, die Lider müde sind und Sie keinerlei Bedürfnis haben, sich zu bewegen.

Meditation

Sobald Sie es schaffen, sich mithilfe der Grundhaltung tief zu entspannen, fangen Sie mit Meditation an. Keine Angst, Sie werden nicht gleich nach dem Aussprechen von „Om“ in höhere Bewusstseinsebenen abheben. Suchen Sie sich als Erstes ein Wort oder einen Laut aus, den Sie mögen. Die wirkungsvollsten „Mantras“ scheinen ein- und zweisilbige Wörter mit der Betonung auf Vokalen zu sein. Der Zweck der Übung ist, dass Sie das Wort oder den Laut so lange vor sich hinsagen, bis alle anderen bewussten Gedanken aus Ihrem Kopf verschwunden sind.

Gedanken kommen und gehen. Ignorieren Sie sie und sprechen Sie immer wieder Ihr „Mantra“ aus. Konzentrieren Sie sich auf die Atmung und mit der Zeit verschwinden die bewussten Gedanken und der Körper fühlt sich auch befreit. Meistens senken sich zuerst die Schultern und der Kiefer entspannt sich. Mit einiger Übung sollten Sie spüren, wie die Anspannung aus dem Gesicht entweicht. Vielleicht fühlen sich auch einige Körperteile taub an. Genießen Sie diese Gefühle und lassen Sie das „Mantra“ in Ihrem Kopf widerhallen.

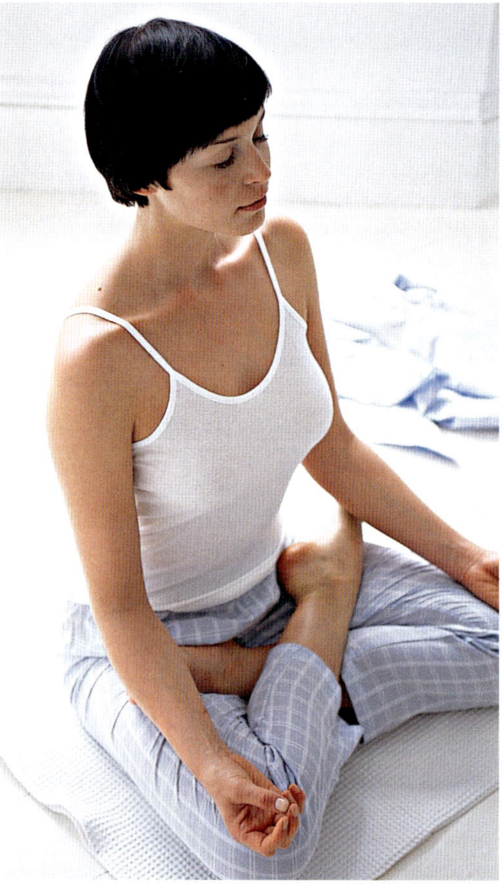

Visualisierung erleichtert die Meditation. Stellen Sie sich einen ruhigen Bach vor, in den alle Ihre Sorgen fließen. Stellen Sie sich vor, Ihr Körper wird in ein warmes, rosafarbenes Licht getaucht. Stellen Sie sich vor, wie die Verspannungen auf einer Wolke über Ihrem Kopf davonschweben. Jedes Bild, das Ihnen hilft, sich vorzustellen, wie der ganze Stress aufgenommen und entfernt wird, bringt etwas. Machen Sie diese Übung, wann immer Sie können und so lange Sie können. Je öfter und länger Sie üben, desto größer ist die entspannende Wirkung.

Bewegung

Körperliche Bewegung erscheint erst einmal wie ein Gegensatz zur Entspannung. Dabei fungiert Bewegung als Weg hin zur Entspannung. Bewegung regt die Durchblutung und damit die Blutversorgung der Haut an. Bewegung verbrennt die stressbedingten Chemikalien im Körper und regt dabei die Produktion von stimmungsverbessernden Hormonen, den Endorphinen, an.

Suchen Sie sich einen Sport aus, der Ihnen Spaß macht – Walken, Jogging, Tennis, Reiten, Seilhüpfen, Fahrradfahren oder Step-Übungen (die Sie mithilfe einer Treppenstufe machen können).

Aerobische Bewegungsarten wie die oben genannten bauen Herz- und Gliedmaßenmuskeln auf. Sie erhöhen die Sauerstoffzufuhr und nähren die Haut. Sie werden sich wacher und frischer fühlen, egal was Sie die Nacht davor gemacht haben. Sie müssen nur drei- bis fünfmal die Woche 30 Minuten lang so einen Sport treiben, um eine große Veränderung zu bemerken.

Treiben Sie regelmäßig Sport, am besten an der frischen Luft. Betrachten Sie es aber nicht als Pflichtprogramm und übertreiben Sie es nicht. Sonst besteht die Gefahr, dass Sie ganz schnell die Lust verlieren und sich gar nicht mehr bewegen.

Die weniger athletischen Leser unter Ihnen werden erleichtert sein, dass sie nicht einmal Turnschuhe anziehen müssen, geschweige denn das Haus verlassen, um zu ihrer Bewegung zu kommen.

Lachen und Sex

Zwei gute Methoden, um sich zu bewegen und gleichzeitig zu entspannen, die oft außer Acht gelassen werden, sind Lachen und Sex.

Lachen lässt uns schneller atmen und dadurch wird die Sauerstoffaufnahme des Bluts verbessert. Die Augen leuchten, weil die Tränendrüsen angeregt werden. Die Bauchmuskeln werden trainiert und die Gesichtsmuskeln ebenfalls. Dabei wird auch die Blutzufuhr zum Gehirn erhöht. Und wir verbrauchen noch dazu zehn Kalorien pro Minute. Ein Zehn-Sekunden-Lachanfall kann den Pulsschlag genauso erhöhen wie zehn Minuten Rudern. Sex regt ebenfalls die Durchblutung an und löst die Freisetzung von Opioiden (wirken euphorisierend) im Gehirn aus.

Auch wenn Sex und Lachen ihre Wirkung auf völlig unterschiedliche Weise erzielen, ist ihnen gemeinsam, dass sie eine Reaktion des Parasympathischen Nervensystems hervorrufen. Dies löst die Freisetzung von Entspannungshormonen aus und es stellt sich ein Ruhegefühl ein. Mehr können Sie von einer erfreulichen Bewegungsart wie Lachen und Sex wirklich nicht erwarten.

Schlaf

Gibt es einen natürlicheren Zustand als Schlaf? Neugeborene können bis zu 23 Stunden am Tag schlafen und viele ältere Menschen können der Versuchung des Mittagsschlafs nicht widerstehen. Die meisten Menschen verlieren in den Jahren dazwischen die angeborene Fähigkeit, einfach auf Wunsch einzuschlafen.

Dies hängt genauso mit unserem Lebensstil zusammen wie mit den körperlichen Veränderungen. Folglich kann man darauf Einfluss nehmen. Fachleute haben festgestellt, dass wir in unserer stressigen und hektischen Gesellschaft weniger Schlaf abbekommen. Eine Schätzung besagt, dass die uns zur Verfügung stehende Schlafzeit in nur fünf Jahren um 25 Minuten kürzer geworden ist. Dieser Mangel zeigt sich am deutlichsten im Gesicht – Tränensäcke, Augenringe, geschwollene Lider, abgehärmter und blasser Teint und müde Haut.

Wenn Sie auch unter einigen dieser Symptome leiden, beruhigen Sie sich, Sie sind nicht der Einzige. Mehr und mehr Menschen suchen Hilfe wegen ihrer Schlafstörungen. Es gibt immer mehr Schlafmittel und sogar Schlafkliniken.

Die Fachleute in diesen Kliniken beobachten die Schlafmuster der Patienten und stellen eine Diagnose. Schweres Schnarchen, die Unfähigkeit abzuschalten oder ständiges Aufwachen mitten in der Nacht gehören zu den Problemen. Wenn Ihre Schlafstörungen nicht dramatisch sind und sofortiger Behandlung bedürfen, sollten Sie sich zuerst mit dem befassen, was man als „Schlafhygiene" bezeichnet. Wenn sich Ihr Zustand nach zwei Wochen nicht gebessert hat, sollten Sie professionelle Hilfe aufsuchen.

Im Schlaf entspannt sich der Körper und beschädigte und müde Zellen regenerieren sich. Halten Sie sich an folgende Regeln, um Ihren Schlaf zu verbessern:

- Gehen Sie jeden Tag etwa um die gleiche Zeit ins Bett und stehen Sie auch um die gleiche Zeit auf.
- Meiden Sie Alkohol, Zigaretten und koffeinhaltige Getränke, bevor Sie ins Bett gehen.
- Nehmen Sie keine Arbeitsunterlagen und Arbeitsbücher mit ins Schlafzimmer.
- Sorgen Sie dafür, dass das Schlafzimmer gut belüftet ist.
- Nehmen Sie sich Zeit zum Abschalten, bevor Sie ins Bett gehen.
- Zünden Sie eine Duftlampe mit einem beruhigenden ätherischen Öl im Schlafzimmer an.
- Vermeiden Sie schwere Mahlzeiten am Abend.
- Wenn Sie nicht einschlafen können, setzen Sie sich auf und lesen, bis Ihnen die Augen zufallen. Nehmen Sie im Liegen die Grund-Entspannungshaltung des Yogas ein, das sollte Ihnen beim Einschlafen helfen.

Lassen Sie sich verwöhnen

Es gibt viele Wege, wie Sie sich selbst zu Entspannung verhelfen können. Aber wie wir alle seit unserer Kindheit wissen, kann es auch herrlich entspannend sein, sich den vertrauten Händen einer anderen Person hinzugeben. Die hier beschriebenen Behandlungen, die von ausgebildeten Fachleuten angeboten werden, können Ihre Stimmung verbessern und Ihr Gesicht verschönern.

Fingerspitzen-Facelifting

Diese Lifting-Methode wurde als Alternative zu Schönheitsoperationen ins Leben gerufen. Sie ist schmerzfrei und ohne Nebenwirkungen. Außerdem wirkt sie wunderbar entspannend.

Wie der Name schon sagt, setzt der Therapeut beim Fingerspitzen-Facelifting seine Finger ein. Es wird eine Art sanfter Massage angewendet, die das Bindegewebe elastischer machen soll. Die Verspannungen in der gelatineartigen Substanz, die den Raum zwischen den Bindegewebsfasern füllt, werden dadurch gelöst. Wenn diese Substanz hart ist, klebt die Haut gewissermaßen an den Gewebeschichten, die den darunterliegenden Muskel und Knochen umgeben. Das reduziert die Beweglichkeit des Gesichts und es entstehen Falten.

Der Therapeut massiert die Haut, um die gelatineartige Substanz zu lösen und damit die Muskeln und das Bindegewebe zu lockern. Der Teint wird weicher und frischer. Manche Therapeuten integrieren in ihre Behandlung auch Elemente der Akupressur und der manuellen Lymphdrainage, um die Wirkung noch zu verstärken.

Eine gute Fingerspitzenmassage kann Sie um Jahre jünger erscheinen lassen. Stress wird abgebaut und die Haut ist entspannter und geschmeidiger. Wie bei den meisten Therapien müssen auch hier Sie mehrere Sitzungen machen, damit die Wirkung auch eine Weile anhält. Therapeuten betonen, wie wichtig es ist, dass wir sehr viel Wasser trinken, um das Bindegewebe weich und feucht zu halten. Sie weisen auch darauf hin, dass wir mit Gesichtstraining die Auswirkungen der Therapie viel besser erhalten können.

Akupressur

Akupressur basiert auf den gleichen Prinzipien wie Akupunktur. Beide beruhen auf der Vorstellung, dass Energie – Qi oder Chi genannt – über Meridiane (unsichtbare Energiekanäle) durch den Körper fließt. Entlang der Meridiane befinden sich „Akupunkte“. Wenn ein solcher Druckpunkt blockiert ist, kann die Energie nicht fließen. Dadurch entstehen an anderen Druckpunkten entlang der Kanäle ebenfalls Probleme, die sich auf den Körper übertragen. Diese Probleme verschwinden erst, wenn die Blockierung aufgehoben ist.

Der einzige Unterschied zur Akupunktur ist, dass die Akupressur nicht mit Nadeln, sondern mit Fingerdruck arbeitet. So werden die Blockaden gelöst. Die Durchblutung wird angeregt und Stress wird abgebaut. Das belebt die Haut, und Tränensäcke, Augenfalten und Stirnfalten können verhindert werden. Außerdem können mit Akupressur auch Kopfweh und Migräne behandelt werden. Beide sind für Stirnfalten verantwortlich.

Bei einer Akupressurbehandlung konzentriert sich der Therapeut auch auf Punkte, die weit weg vom Gesicht sind. Aber viele Meridiane beginnen und enden im Gesicht und auch zahlreiche Akupressurpunkte befinden sich im Gesicht. Daher können Sie die Akupressur auch bei sich selbst machen. Nach ein bis zwei professionellen Akupressuren können Sie diese Technik bei sich selbst im Gesicht anwenden. Die Wirkung ist nicht ganz so stark wie nach einer professionellen Akupressur, aber Sie werden auf jeden Fall einen Unterschied spüren und – was noch wichtiger ist – sehen.

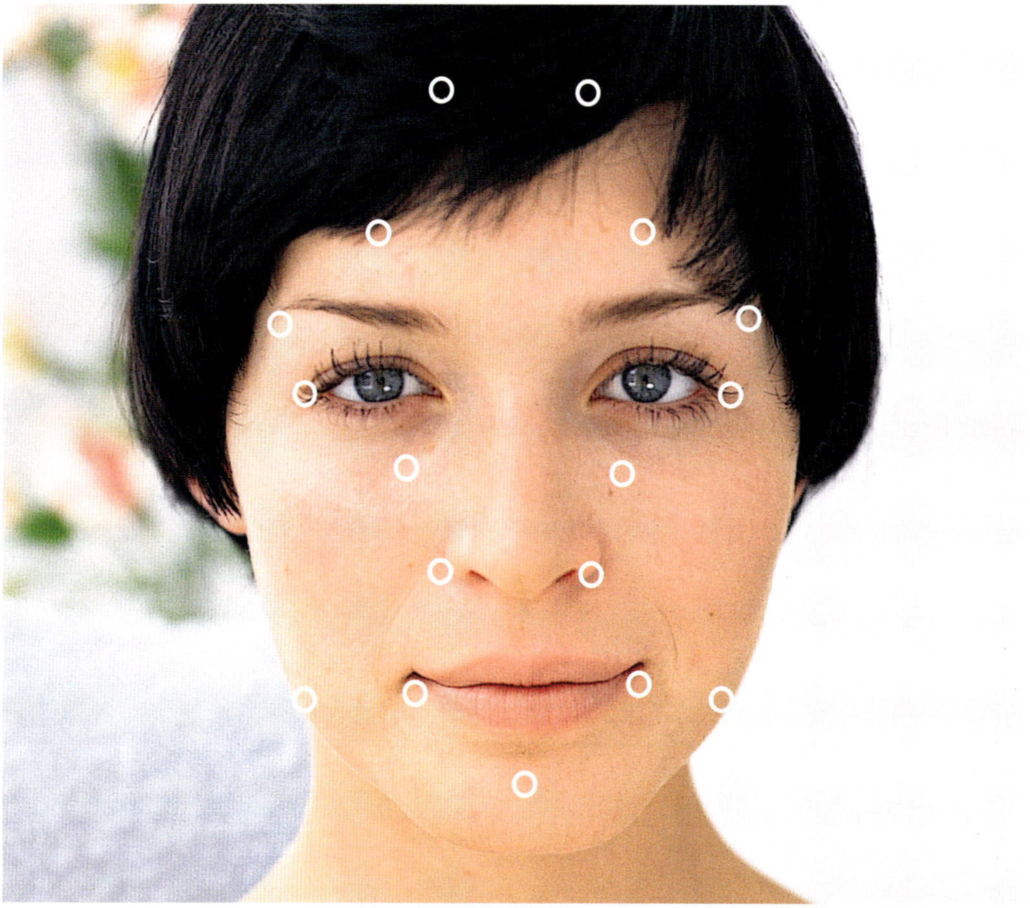

Selbstbehandlung

Sie brauchen nur etwa fünf bis zehn Minuten Zeit für sich selbst. Machen Sie den Anrufbeantworter an, schminken Sie sich ab und setzen Sie sich vor einen Spiegel. Behandeln Sie die Haupt-Akupunkte (siehe Abbildung), fangen SIe beim Haaransatz an und arbeiten Sie sich bis zum Hals vor.

Die Druckpunkte fühlen sich wie kleine Einbuchtungen an und sind vielleicht weicher als das Gewebe, das sie umgibt. Sie sind recht einfach zu finden. Üben Sie mittelmäßigen bis starken Druck aus. Um herauszufinden, welcher Druck ideal ist, drücken Sie mit der Hand auf eine Waage, bis sie 1,5 kg anzeigt. Machen Sie kreisende Bewegungen und achten Sie darauf, dass Sie die Haut nicht dehnen oder ziehen. Um weniger Druck auszuüben, massieren Sie mit dem Mittelfinger, der ist nicht so kräftig wie der Zeigefinger.

Es gibt viele Akupressurpunkte im Gesicht und am Hals. Um Ihnen die Selbstbehandlung zu erleichtern, konzentrieren Sie sich auf die neun Hauptpaare bzw. Einzelpunkte, die hier aufgezeigt sind. Nehmen Sie die Punkte, an denen sich in Ihrem Gesicht Linien und Falten gebildet haben, und achten Sie auf die folgenden Regeln:

- Reiben Sie die Hände fest aneinander, um sie zu wärmen. Schütteln Sie sie dann kräftig, um sie zu sensibilisieren.
- Erhöhen und verringern Sie den Druck jeweils am Anfang und Ende jeder Druckbewegung.
- Drücken Sie höchstens sieben Sekunden lang. Wenn es sich unangenehm anfühlt, ist an der Stelle wahrscheinlich eine Blockade. Dies wird mit der Zeit besser. Hören Sie aber auf, wenn Sie Schmerzen haben.
- An den Hautpartien, an denen Sie Falten haben, sollten Sie die entsprechenden Punkte dreimal während jeder Sitzung behandeln.

Ayurvedische Massage

Ayurveda, was so viel wie „Lebensweisheit oder Lebenswissenschaft" bedeutet, ist eine traditionelle indische Heilkunst. Ayurveda deckt alle Aspekte des körperlichen und spirituellen Lebens ab und soll dem ganzen Körper Harmonie und Vitalität verleihen.

Ayurveda besteht aus vielen Disziplinen wie z. B. Pflanzenheilkunde, Entgiftung, gesunde Ernährung, Yoga und Meditation. Ayurvedische Medizin geht von drei Lebenskräften aus, die durch den Körper fließen: Vata (Wind, Luft und Äther), Pitta (Feuer und Wasser) und Kapha (Erde und Wasser). Diese drei Lebensenergien heißen Doshas und sind Ausgangspunkte für Diagnose und Behandlung.

Der Therapeut ermittelt Ihren Typus durch eine spezielle Methode, bei der er den Puls liest und interpretiert. Dadurch findet er heraus, wie das Gleichgewicht der drei Lebensenergien in Ihrem Körper und den einzelnen Organen ist. Manchmal werden auch visuelle Analysen von Zunge, Fingernägeln, Augen, Gesicht und Haut gemacht.

Die Behandlung kann aus einer Massage mit entsprechenden Ölen und anderen pflanzlichen Präparaten bestehen. Eine Technik, die besonders gut für das Gesicht ist, ist „Shirodara". Sie besteht aus einer Kopfmassage. Danach wird dem Patienten warmes Öl auf die Stirn geträufelt. Diese Behandlung dauert etwa eine Stunde und wirkt unglaublich entspannend. Für akute Hautprobleme können ayurvedische Präparate sehr wirkungsvoll sein, aber Sie müssen sie sich von einem ausgebildeten Therapeuten verschreiben lassen.

Manuelle Lymphdrainage

Das klingt mehr nach einer medizinischen Prozedur als nach einer Schönheitsbehandlung. Es ist tatsächlich eine sehr angenehme sanfte Massage. Ziel ist, die Lymphzentren von ungewollten Abfallstoffen, die nicht über die normalen Kanäle abgeflossen sind, zu befreien. Diese Abfallstoffe könnten sonst im Körper verbleiben und zu einem fahlen Teint, müden Augen, geschwollener Haut und Müdigkeit führen.

Wie bereits beschrieben (s. S. 88 – 89), verlässt sich das Lymphsystem auf die Muskelbewegungen im Körper, um funktionieren zu können. Ohne die Muskeln würde das Lymphsystem Stunden bzw. Tage brauchen, um den Körper von den Abfallstoffen zu befreien. In der Zwischenzeit sammelt sich ein Überschuss an Flüssigkeit unter der Haut an, was sich wiederum in unschöner Haut bemerkbar macht. Die Massage des Gewebes und der Muskeln fördert das schnellere Ausscheiden der flüssigen Giftstoffe.

Manuelle Lymphdrainage kann am ganzen Körper ausgeführt werden oder nur von den Schultern an aufwärts. Die Lymphknoten im Kopf steuern den Lymphabfluss im Gesicht, in der Kopfhaut und am Hals.

Der Therapeut will vermutlich Ihre Krankengeschichte hören, bevor er mit der Therapie beginnt. Schon nach wenigen Minuten der Drainage werden Sie sich wunderbar entspannt fühlen. Es ist kaum zu glauben, dass etwas so Wirkungsvolles gleichzeitig so wohltuend sein kann (ganz im Gegensatz zur Detox-Diät oder kalten Dusche).

Mit ausladenden Streichbewegungen, Kneten, Klopfen und Pressen wendet der Therapeut Druck an, um die Lymphflüssigkeit zu den nächstliegenden Lymphknoten zu bewegen. Das beschleunigt das Ausscheiden der Abfallstoffe.

Leider ist es aber nicht mit der Drainage getan. Manuelle Lymphdrainage ist eine ganzheitliche Methode und wirkt daher nur langfristig, wenn man seine Gewohnheiten den wahren Bedürfnissen des Körpers entsprechend ändert. Ihr Therapeut wird Ihnen wahrscheinlich raten, Zigaretten und Alkohol aufzugeben – zwei der größten Feinde des Lymphsystems und folglich auch der Haut.

Darmspülung

Eine Darmspülung ist die Spülung des Dickdarms mit Wasser unter Ausübung von leichtem Druck. Dies befreit den Darm von restlichen Fäkalien. Das ist dem Vorgang, mit dem wir unsere verstopften Abflussrohre reinigen, sehr ähnlich. Keine Angst, es ist nicht so schlimm, wie es klingt.

Ein weicher, beweglicher Schlauch wird in den Darmausgang eingeführt. Dann wird warmes Wasser in den Schlauch gegeben. Das löst und verdünnt die Abfallstoffe, die auch sonst den Körper auf diesem Weg verlassen. Das Wasser spült Fäkalien, Blähungen, Schleim und Bakterien, die an den verfaulenden Fäkalien entstehen, aus dem Darm. Leute, die auf Darmspülung schwören, versichern, dass sie sich leichter und sauberer fühlen und bereits nach einem Tag einen besseren Teint haben. Vor und nach der Darmspülung muss man unbedingt viel Wasser trinken. Aber daran haben Sie sich ja schon gewöhnt.

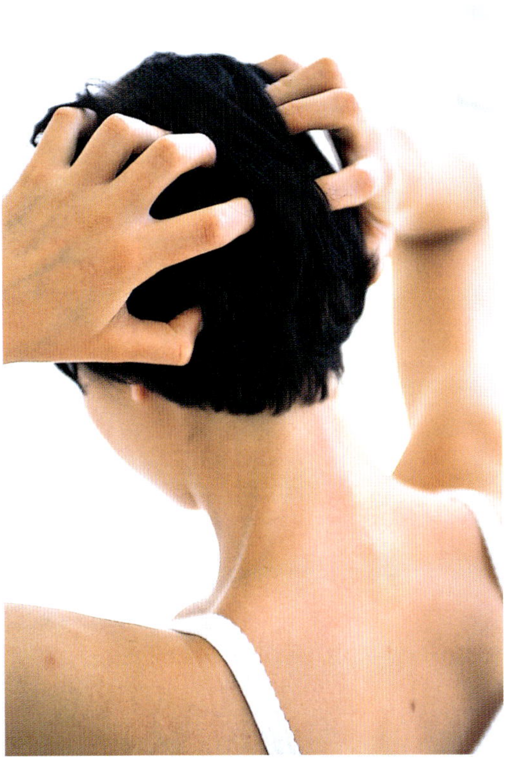

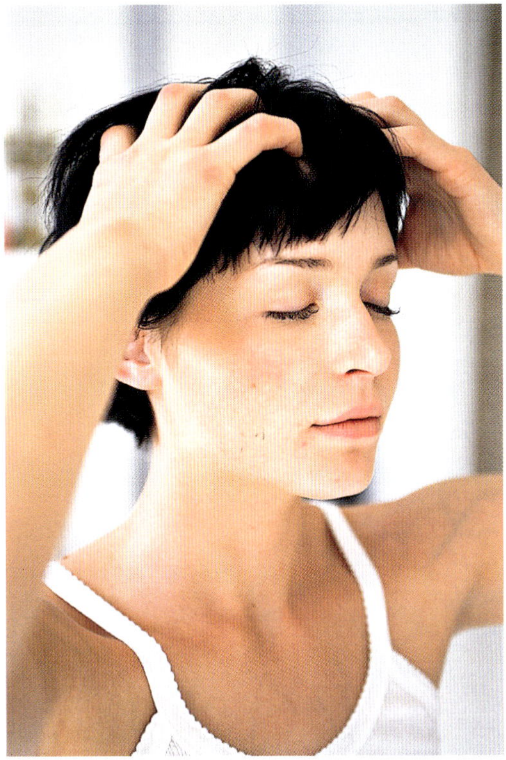

Indische Kopfmassage

Die spezielle Art der ayurvedischen Kopfmassage wird traditionell von Frauen in Indien angewendet, um ihr Haar gesund und glänzend zu halten. Anhänger dieser Massage glauben, dass frühzeitiges Ergrauen und Haarausfall darauf zurückzuführen sind, dass die Haarfollikel wegen Verspannungen im Kopf nicht ausreichend Nährstoffe bekommen. Die Art der Kopfmassage, die sich auf Marma-Punkte am Schädel konzentriert, ähnlich der Druckpunkte bei der Akupressur, soll diese Verspannungen lösen.

Das hat natürlich eine ebenso große Wirkung auf das Gesicht, da Verspannungen der Kopfhautmuskeln sich auch auf die Gesichtsmuskeln übertragen. Wenn die dünne Muskelschicht der Kopfhaut durch eine professionelle Massage entspannt wird, verbessert sich die Durchblutung von Kopfhaut und Gesicht.

Der ayurvedische Therapeut massiert Schultern und Kopf etwa 30 Minuten lang. Dabei wechselt er zwischen sanftem und festerem Druck ab und verwendet ein angewärmtes Öl, das zu dem Typus des Patienten passt. Wenn Ihre Kopfhaut besonders verspannt ist, was sehr häufig der Fall ist, kann es sein, dass Sie nach der Massage Kopfschmerzen bekommen. Die sichtbare Lockerung Ihrer Gesichtsmuskeln und der tiefe Schlaf, der normalerweise so einer Massage folgt, sollte Sie ganz schnell damit versöhnen.

Reflexzonenmassage

Das ist eine spezielle Art der Fußmassage. Sie basiert auf dem Prinzip, dass sich ganz viele Energiekanäle in den Füßen befinden, die mit allen Organen und Körperfunktionen verbunden sind. An den Reflexpunkten wird Druck ausgeübt und Befürworter dieser Methode glauben, dass sich dadurch alle entsprechenden Energiekanäle öffnen. Das soll den gesunden Energiefluss im ganzen Körper wiederherstellen. Muskeln, einschließlich der Gesichtsmuskeln, werden entspannt und die körpereigenen Heilungskräfte stimuliert.

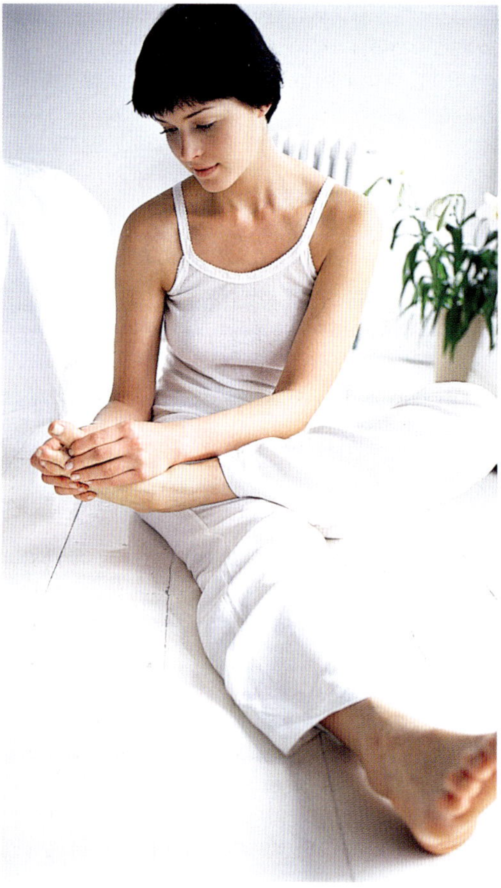

Reflexzonenmassage wirkt gut bei Angstgefühlen, Stress, Rücken- und Kopfschmerzen, Migräne, verstopften Nebenhöhlen und Durchblutungsstörungen. All diese Beschwerden spiegeln sich in unserem Gesicht wider.

Nachdem Sie dem Therapeuten Ihre Krankengeschichte erzählt haben, übt er mit den Daumen Druck auf die Druckpunkte der Füße aus. Er konzentriert sich dabei auf besonders empfindliche Stellen, denn diese weisen auf die Körperstellen hin, die geheilt werden müssen.

Manche Leute leiden nach so einer Massage unter Gliederschmerzen, Durchfall und Pickeln. Akzeptieren Sie diese Erscheinungen, denn die langfristigen Auswirkungen der Reflexzonenmassage sind es wert.

Die Kranio-Sakral-Therapie

Das ist ein manuelles Verfahren, bei dem Handgriffe vorwiegend im Bereich des Schädels und des Kreuzbeins ausgeführt werden. Die Therapie beruht unter anderem auf der Annahme, dass sich die rhythmischen Bewegungen der Gehirn-Rückenmarksflüssigkeit auf die äußeren Gewebe und Knochen übertragen und sich deshalb ertasten lassen.

Durch Berührung von Kopf und Rücken sammelt der Therapeut Informationen über mögliche Blockaden. Um sie zu lösen, massiert er sanft die Kopfhaut. Bei Erwachsenen eignet sich diese Therapie besonders gut bei Kopfschmerzen, Migräne, Zahnproblemen, fahler Gesichtsfarbe, schlechter Durchblutung und Verdauung. Außerdem werden mit der Kranio-Sakral-Therapie Schlafstörungen, Ruhelosigkeit und Infektionen behandelt. Die Kranio-Sakral-Therapie wirkt beruhigend und vermittelt ein tiefes Wohlbefinden. All das wirkt sich auch auf die Haut aus.

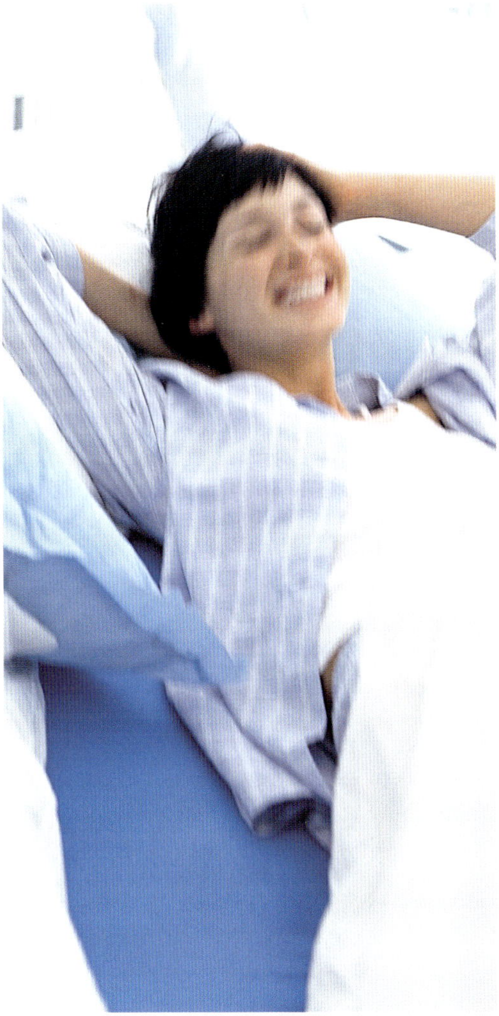

Etwas zum Schmunzeln

Zu einem schönen, gesunden Teint gehört auch ein strahlendes Lächeln. Gehen Sie regelmäßig zum Zahnarzt und achten Sie darauf, dass Ihre Zähne gesund und weiß bleiben. Lassen Sie sich die Zähne alle sechs Monate reinigen. Wenn Sie rauchen und/oder Rotwein trinken, sollten Sie noch öfter zur Zahnreinigung gehen, weil beides den Zahnschmelz angreift. Sie werden bestimmt noch mehr lächeln, wenn Sie so schöne weiße Zähne vorzeigen können. Wenn Sie unter einer Zahnarztphobie leiden, versuchen Sie durch Hypnose diese Ängste loszuwerden.

Putzen Sie morgens und abends die Zähne, am besten mit einer elektrischen Bürste, und verwenden Sie Zahnseide. Zucker kann innerhalb von Minuten den Zahnschmelz angreifen. Nehmen Sie also immer eine Reisezahnbürste mit, sodass Sie sich unterwegs auch die Zähne putzen können, nachdem Sie etwas Süßes gegessen haben.

Weitere Therapien

Es gibt noch viele andere Therapieformen, mit denen Sie den Körper von Kopf bis Fuß beleben können. Die, die dem Gesicht am meisten zugutekommen, sind: Bachblüten, Reiki, Alexandertechnik, Yoga, Autogenes Training, Akupunktur und Rolfing.

Lachen Sie sich schön

Sorgfältige Zahnpflege verschönert Ihr Lächeln. Fleißiges Training und regelmäßige Massage schlagen dem Zahn der Zeit ein Schnippchen. Das ist doch schon Grund genug zum Lachen. Aber letzten Endes kommt Schönheit doch von innen. Wenn Sie jung aussehen und positiv auf Ihre Mitmenschen wirken wollen, sollten Sie nicht vergessen zu lachen. Lachen ist nicht nur ein Gegenmittel zum Ernst des Lebens. Lachen sorgt auch dafür, dass die deutlichsten Falten im Gesicht Lachfalten sind, die wir doch eigentlich alle unwiderstehlich finden.

Glossar

Allergie
(aus dem Griechischen: „Fremdreaktion") ist eine überschießende Abwehrreaktion des Immunsystems auf bestimmte Umweltstoffe, die häufig, aber nicht immer, harmlos sind – die Allergene. Eine Allergie äußert sich in typischen, durch entzündliche Prozesse ausgelösten Symptomen. Die Symptome können mild bis schwerwiegend sein – es gibt auch lebensbedrohliche Allergien.

Antioxidationsmittel oder Antioxidantien
werden in Kosmetika, Arzneimitteln und Lebensmitteln verwendet, um die Oxidation (chemische Reaktion eines Stoffes mit Sauerstoff) empfindlicher Moleküle zu verhindern. Sie wirken meistens als Radikalfänger (siehe freie Radikale). Antioxidantien kommen natürlicherweise in Nahrungsmitteln und im menschlichen Organismus vor. Antioxidantien sind u. a. in Knoblauch, Blaubeere, Kohl, Brokkoli, Ingwer, Tee, Petersilie, Zwiebel, Zitrusfrüchten, Tomaten, Minze, Gurke und Basilikum enthalten.

Ätherische Öle
sind ölige und in organischen Lösungsmitteln lösliche Extrakte. Sie entstehen auch aus Wasserdampfdestillaten aus Pflanzen. Sie haben einen starken, für die Herkunftspflanze typischen Geruch. Sie verdampfen vollständig und sind fettlöslich. Ätherische Öle werden in der Kosmetikindustrie und als Duftstoffe verwendet. Manche nicht verschreibungspflichtige Medikamente enthalten ätherische Öle als Wirkstoffe.

Ayurveda
(deutsch: „Wissen vom Leben") ist eine traditionelle indische Heilkunst, die bis heute sehr verbreitet ist. Ayurveda ist eine Kombination aus Erfahrungswerten und Philosophie. Sie konzentriert sich auf für Gesundheit bzw. Krankheit bedeutende physische, mentale, emotionale und spirituelle Aspekte. Ayurveda hat einen ganzheitlichen Anspruch.

Dehydration
bezeichnet den Entzug von Wasser. In der Medizin bezeichnet sie die gesteigerte Abnahme der Körperflüssigkeit und ungenügende Flüssigkeitsaufnahme. Der Flüssigkeitsverlust kann über den Magen-Darm-Trakt, die Lunge, die Nieren oder die Haut erfolgen.

Fettsäuren
Das ist eine Gruppenbezeichnung für Monokarbonsäuren. Sie zählen zu den Lipiden. Gesättigte Fettsäuren liefern viel Energie, sind jedoch nicht lebensnotwendig. Trans-Fettsäuren sind schlecht für den Cholesterinspiegel und erhöhen das Herzinfarktrisiko. Die essenziellen Fettsäuren sind am Aufbau von Zellmembranen beteiligt und senken den Blutfett- und Cholesterinspiegel. Diese Fettsäuren werden nicht vom menschlichen Organismus hergestellt und müssen daher über die Ernährung aufgenommen werden.

Freie Radikale
sind Molekülteile, die durch starke äußere Einflüsse (z. B. Hitze, UV-Strahlen, Stress) entstehen. Sie sind für den Körper schädlich und können mit Antioxidantien wie Vitamin A, C und E bekämpft werden. Freie Radikale zerstören die Kollagenfasern, die für Elastizität und Glätte der Haut wichtig sind. Sie tragen daher zu einer beschleunigten Hautalterung bei. Sie sind auch an der Entstehung von Krankheiten wie Krebs und Herzleiden beteiligt.

Kapillaren
sind die kleinsten Bluttransportgefäße. In den Kapillaren findet ein ständiger Stoffwechsel statt. Nährstoffe werden dem Gewebe zugeführt und die Abfallstoffe wieder abtransportiert.

Keratin
(oder Hornsubstanz) ist ein Sammelbegriff für verschiedene wasserunlösliche Faserproteine. Diese werden von menschlichen und tierischen Organismen gebildet.

Kollagen

(auch Collagen) ist ein Strukturprotein des Bindegewebes, das nur bei Menschen und Tieren vorkommt. Im menschlichen Körper ist Kollagen mit über 30 % Anteil am Gesamtgewicht aller Proteine das am meisten verbreitete Eiweiß. Es ist der organische Bestandteil von Knochen und Zähnen und der wesentliche Bestandteil von Knorpeln, Sehnen, Bändern und Haut.

Lymphsystem

Es ist ein Teil des Immunsystems und schützt gegen Krankheitserreger, Fremdpartikel und krankhaft veränderte Körperbestandteile. Es besteht aus den lymphatischen Organen und dem Lymphgefäßsystem. Dieses hat neben seiner Funktion im Abwehrsystem auch eine Bedeutung im Flüssigkeitstransport und steht in enger Beziehung zum Blutkreislauf. Im Lymphsystem werden pro Tag etwa 2 l Lymphflüssigkeit transportiert.

Massage

kann man im weitesten Sinne als eines der ältesten Heilmittel der Menschheit sehen. Sie dient zur mechanischen Beeinflussung von Haut, Bindegewebe und Muskulatur durch Dehnungs-, Druck- und Zugreiz. Die Wirkung der Massage erstreckt sich von der behandelten Körperstelle über den gesamten Organismus und schließt die Psyche mit ein. Es gibt sehr viele verschiedene Arten und Schulen von Massage. Die Klassische oder Schwedische Massage ist die vielleicht am meisten verbreitete Form und wird von professionellen Masseuren auf der ganzen Welt angewendet.

Meditation

ist eine in vielen Religionen und Kulturen geübte spirituelle Praxis. Der Geist soll sich durch Konzentrations- und Achtsamkeitsübungen beruhigen und sammeln. In östlichen Kulturen gilt die Meditation als grundlegende und zentrale bewusstseinserweiternde Übung. Die angestrebten Bewusstseinszustände werden – je nach Tradition – mit Begriffen wie Stille, Leere, Panorama-Bewusstsein, Eins-Sein, im Hier und Jetzt sein oder frei von Gedanken sein beschrieben.

Schlaf

ist ein Zustand der äußeren Ruhe. Dabei unterscheiden sich viele Lebenszeichen von denen des Wachzustands. Puls, Atemfrequenz, Blutdruck und die Gehirnaktivität verändern sich während des Schlafens. Auch wenn die Funktion des Schlafes noch nicht ganz geklärt ist, ist sicher, dass alle Menschen und Tiere Schlaf brauchen, um zu überleben. Schlafentzug kann zu ernsthaften Krankheiten führen und wird in manchen Ländern als Foltermethode eingesetzt.

Stress

Mit Stress wird einerseits eine durch spezifische äußere Reize hervorgerufene physiologische und psychische Reaktion bei Menschen und Tieren bezeichnet. Diese Reaktion befähigt zu der Bewältigung von besonderen Anforderungen. Andererseits bezeichnet man auch die körperliche und seelische Belastung, die durch Aufgabenbewältigung entsteht, als Stress. Stress wirkt sich auf die Psyche und den Körper aus und kann zu lebensbedrohlichen Erkrankungen wie z. B. Herzinfarkt führen. Es gibt viele Methoden und Techniken, um Stress im Alltag zu bewältigen und zu mindern. Leider sind aber durch Stress verursachte Krankheiten in den letzten Jahrzehnten dramatisch angestiegen.

Yoga

Die Wurzeln des Yoga liegen in Indien. Es ist eine der klassischen Schulen der indischen Philosophie. Es gibt viele verschiedene Formen von Yoga, die auf ganz unterschiedlichen theoretischen und praktischen Ansätzen basieren. Yoga besteht aus körperlichen und meditativen Elementen, wobei auch auf Atmung und Atemtechnik sehr geachtet wird. Heute verfolgt Yoga einen ganzheitlichen Ansatz, der Körper, Geist und Seele in Einklang bringen soll.

Register

F

G

H

I

J

K

L

M

N

O

P

Q

R

S

T

U

V

W

Y

Z

Erstveröffentlichung in Großbritannien 2004
unter dem Titel „10-minute Facelift“
by Hamlyn Octopus,
part of Octopus Publishing Group Ltd,
2–4 Heron Quays, Docklands,
London E14 4JP

Genehmigte Lizenzausgabe
EDITION XXL GmbH
Fränkisch-Crumbach 2009
www.edition-xxl.de

Übersetzung: Katharina Lisson, Tatjana Lisson

ISBN (13) 978-3-89736-279-6
ISBN (10) 3-89736-279-1